AF299387

DE LA

KINÉSITHÉRAPIE

ET DE

L'ÉDUCATION PHYSIQUE

SELON LING.

Typographie de Firmin Didot frères, rue Jacob, 56.

KINÉSITHÉRAPIE

OU

TRAITEMENT DES MALADIES

PAR LE MOUVEMENT,

SELON

LA MÉTHODE DE LING,

PAR A. GEORGII.

Suivi d'un Abrégé des applications de la théorie de Ling
à l'éducation physique.

I rather choose to endure the wounds of those
darts which envy casteth at novelty, than to go
on safely and sleepily in the easy ways of ancient
mistakings.

RALEIGH.

PARIS.

GERMER BAILLIÈRE, LIBRAIRE-ÉDITEUR,

RUE DE L'ÉCOLE DE MÉDECINE, 17.

—

1847.

Dans les sciences, c'est par l'étude des faits particuliers qu'on arrive à la connaissance des vérités générales.

RICHERAND, Nosogr. chirurg.

The knowledge of truth is the sovereign good of human nature.

BACON's Essays.

PREFACE.

Chargé de l'enseignement de l'anatomie physiologique dans l'*Institut royal et central de gymnastique* à Stockholm, où nous exerçons les fonctions de sous-directeur, nous avons obtenu du gouvernement suédois l'autorisation de visiter l'Europe, pour étudier, aux foyers les plus actifs de la civilisation, l'état des sciences qui font l'objet de nos occupations spéciales.

Partout nous avons été frappé de la tendance des esprits à favoriser le développement de l'éducation physique; mais partout aussi nous avons trouvé la gymnastique s'écartant du but qu'elle se propose dans le système de LING, *la perfection physique et morale.*

Nous avons vu ses adeptes les plus zélés ne tenir aucun compte des sciences sur lesquelles elle s'appuie. Plus d'une fois, nous avons cru assister à ces exhibitions foraines, où des hommes et des enfants se donnent en spectacle, et exécutent des tours de force et de souplesse, au mépris des lois de l'organisme humain.

La science ne pouvait demander des applications sérieuses à l'inexpérience et à l'empirisme ; d'un autre côté, la direction presque exclusivement chimique des études et des théories médicales, surtout dans le choix des agents thérapeutiques, a fait négliger ou méconnaître les ressources qu'on aurait pu tirer d'une connaissance plus approfondie de l'influence si variée des mouvements sur toutes les fonctions vitales.

Peut-être pourrait-on rendre raison de cette direction par l'envahissement de l'alchimie dans le domaine de la médecine, durant la période du moyen âge, envahissement dont il reste encore des traces.

L'esprit de l'homme est naturellement porté au merveilleux; plus son ignorance est grande, plus, surtout dans l'état de maladie, il a besoin de croire à l'efficacité de moyens thérapeutiques dont l'action sur l'économie lui est inexplicable, tandis qu'il néglige ceux qui, par leur simplicité, parlent moins à son espoir et à ses superstitions.

Il est vrai que la médecine prescrit l'emploi des exercices corporels, dans un but soit hygiénique, soit thérapeutique; mais elle a plutôt parodié la gymnastique des anciens qu'elle n'a fondé un système sérieux. Celui dont cet exposé donne une esquisse ne peut égarer : il repose sur la physiologie et l'anatomie humaines.

Si les découvertes de Ling n'ont pas eu jusqu'ici plus de retentissement en Europe, il faut en rapporter la cause à l'isolement de la Suède, et surtout aux progrès tardifs de la physiologie, qui n'est sortie que dans ces derniers temps du vague des hypothèses.

L'idée de Ling, comme toutes les vérités utiles, ne peut périr; mais il est à craindre que les pratiques multipliées qui constituent l'application de ce vaste système, ne se dénaturent par une transmission incomplète, s'il continue à se dérober à l'attention du corps médical, et qu'ainsi les bienfaits qui en découlent ne soient indéfiniment ajournés.

Les quarante dernières années ont été, pour ainsi dire, une période d'incubation pour la nouvelle science; la kinésithérapie (1) se présente aujourd'hui en face de l'Europe savante, sous la garantie de près d'un demi-siècle d'expérimentations et de succès.

(1) De κίνησις, mouvement, et θεραπεία, traitement.

AVANT-PROPOS.

Au milieu des illustrations du dix-neuvième siècle, apparaît un homme animé d'une volonté ferme, qu'il puisait dans la droiture de ses intentions et dans l'espoir d'être utile.

Appréciateur éclairé des bienfaits de la civilisation, il crut qu'il n'était pas impossible de concilier ces nouvelles conquêtes du génie avec l'énergie et la simplicité des mœurs primitives.

Ranimer la génération suédoise par le tableau poétique de la vie active et guerrière des anciens Scandinaves, et la retremper, pour ainsi dire, par une éducation physique nationale, tel est le but qu'il s'est proposé.

Tandis que la mâle simplicité de ses chants rouvrait au génie suédois les sources des temps héroïques, considérant l'homme comme une dualité où l'âme et le corps réagissent mutuellement, suivant les conditions diverses de leur nature, il chercha l'harmonie de l'être humain dans l'exercice combiné de ces deux principes, et

I

conçut un système large, à la fois philosophique et pratique, où l'organisme pût réparer les forces que lui enlève soit l'oisiveté, soit l'exercice isolé des facultés de l'intelligence.

Ces données une fois arrêtées, il eut bientôt déduit de quelques lois générales les éléments d'un système complet d'éducation physique; une science nouvelle devait en sortir, science pratique dont le bienfait s'étend à des maladies qui ont résisté jusqu'à ce jour à toutes les autres méthodes curatives.

L'histoire des découvertes qui ont eu une influence appréciable sur la condition de l'humanité présente trois phases principales : la première est la perception d'une loi providentielle par le génie, obéissant à cet instinct mystérieux qui le met en rapport avec l'intelligence créatrice, et dont l'essence est une sorte de divination; la seconde soumet l'idée nouvelle à l'observation, et la met, pour ainsi dire, à la portée de tous; c'est l'époque de la lutte entre la vérité qui vient de surgir, et les idées préexistantes, lutte nécessaire, car il faut que tous les obstacles tombent devant l'évidence, et que la lumière jaillisse de tous les chocs; la troisième, enfin, est l'application consciencieuse du système désormais accepté, recevant sa dernière forme du contrôle de l'expérience.

Le génie de LING a découvert la gymnastique médicale; à force de persévérance, il a triomphé de l'indifférence et des préjugés de son pays; c'est à ses disciples de compléter son œuvre, en s'efforçant d'en généraliser les résultats.

Le système de LING repose sur la loi mécanique qui prévaut dans l'organisme le plus parfait, dans celui du corps humain. Le mouvement étant une des causes les plus actives du développement et de la force, l'idée de guérir certaines maladies par des procédés mécaniques ne pouvait que se présenter naturellement aux adeptes de la science, et des témoignages nombreux en offriraient au besoin la preuve (1). Mais ces considérations, qui se bornent à recommander les mouvements du corps comme un moyen thérapeutique efficace, se présentent chez Ling avec tout l'avantage d'un corps de doctrine complet.

Ce n'est pas seulement un succès populaire que le système de LING a obtenu en Suède; les hommes de science et tous ceux que leurs sympathies associent au progrès des études libérales ont vivement applaudi à ses efforts.

(1) Voyez les ouvrages de Ætius, Sanctorius, Stahl, Baglivi, Sydenham, Boerhaave, Van Swieten, Mercurialis, Joubert, Fuller, Tissot, Sinibaldi, Broussais, Delpech, Kock, Londe, Lachaise, Foissac, Maissiat, etc., etc.

M. le docteur Sondèn, secrétaire de la Société royale de médecine à Stockholm, n'a pas hésité à reconnaître l'importance de la gymnastique de Lɪɴɢ; il avait suivi pendant plusieurs années le cours des exercices, sous la direction immédiate de l'inventeur. Ce savant, qui se trouvait ainsi dans les conditions les plus favorables pour étudier la nouvelle doctrine dans son esprit et dans ses résultats, en a porté le jugement suivant à Copenhague (1840), en présence d'une réunion de médecins et de naturalistes :

« Ce n'est pas trop avancer que de dire que la gymnastique constitue aujourd'hui en Suède une branche essentielle de l'éducation, et que la patrie de Ling est le seul pays où cette science soit généralement cultivée et appréciée dans tout ce qu'elle offre d'utile et de beau. C'est donc un devoir que d'appeler l'attention du monde savant, qui, plus que jamais peut-être, cherche dans la science le positif et la certitude pratique, sur un essai couronné par un succès aussi heureux, et qui est sans doute appelé à briller sur un plus grand théâtre qu'un coin reculé de l'Europe. »

Telle est la marche des vérités utiles; avant d'obtenir la faveur d'un examen impartial, elles sont longtemps négligées ou combattues, mais elles ne tardent pas à frapper quelques esprits justes qui s'en emparent et les répandent; enfin, la nation qui les avait méconnues s'associe elle-même à la gloire de l'inventeur.

Peut-être ne sera-t-il pas inutile, avant d'expliquer le système de LING, de dire en peu de mots ce que fut Ling lui-même. Si nos sympathies ne nous égarent, rien n'est plus propre à donner une idée de la gymnastique nationale en Suède, de son origine, de son développement et de son but à la fois patriotique et philanthropique, qu'une esquisse rapide de la vie et du caractère de l'homme qui l'a fait entrer dans le domaine de la science.

LING est né en 1777. Les scènes grandioses du sol natal agirent puissamment sur ses premières impressions, et développèrent ses instincts poétiques. Nous avons dit que l'étude des antiquités scandinaves, en offrant un aliment à son patriotisme, lui avait montré dans la vigueur de nos ancêtres une des causes principales de leur supériorité, et qu'il s'était proposé, autant que le temps et les mœurs le permettaient, de remettre en honneur les exercices qui, en doublant la puissance des organes, réagissent d'une manière favorable sur le courage et l'activité de l'âme. Tandis qu'un commerce assidu avec les monuments islandais le faisait poëte, et qu'il enrichissait la littérature scandinave d'ouvrages où d'autres ont abondamment puisé, le patriotisme le ramenait vers son époque, et l'amour de l'humanité pliait son génie à tous les détails d'observation de la science pratique.

Cet homme, auquel tant d'ouvrages de premier ordre devaient ouvrir les portes de l'académie de Stockholm, se fit recevoir, jeune encore, comme maître d'escrime à l'université de Lund.

L'art qui établit les principes de l'attaque et de la défense individuelle sur les aptitudes de l'organisme ne pouvait être considéré par l'esprit généralisateur de Ling que comme un corollaire d'une science qui était à créer, la gymnastique rationnelle. Dès lors il se voua avec ardeur à l'étude de l'anatomie et de la physiologie : la sphère de son plan s'était agrandie ; à force de volonté et de foi dans l'avenir de son œuvre, il imposa à l'attention publique le devoir de la juger.

Il serait trop long d'énumérer ici les obstacles que lui suscitèrent l'ignorance et les préjugés. En 1812, à l'instant même où ses efforts allaient enfin triompher, le ministre auquel il s'adressait pour obtenir du gouvernement un local et les fonds nécessaires à un institut spécial, lui répondit : « *Nous avons assez de jongleurs et de danseurs de corde, sans les mettre à la charge de l'État.* »

Cette réponse résume assez fidèlement l'idée qu'on se fait encore de la gymnastique dans la plus grande partie de l'Europe.

La réparation suivit de près: un institut spécial fut fondé à Stockholm, où Ling put enfin développer et propager son système.

Pour donner une idée de l'organisation de cet institut, nous ne saurions mieux faire que de résumer la communication transmise par le gouvernement suédois, en réponse à une note où M. de Salvandy, ministre de l'instruction publique en France, demandait des informations sur le développement théorique et pratique de la gymnastique en Suède.

L'Institut central, fondé par le gouvernement, occupe un vaste local, distribué en salles spacieuses, les unes spécialement destinées aux exercices gymnastiques et à l'escrime, les autres affectées à l'amphithéâtre d'anatomie, au musée anatomique, à la bibliothèque, à divers cours, etc. Le but de cet établissement est de former annuellement, au nombre de quinze ou seize, des maîtres de gymnastique, pour tous les colléges, pour les écoles secondaires et primaires, et enfin pour les régiments de l'armée.

Outre cette destination spéciale, l'Institut admet une nombreuse clientèle de l'un et l'autre sexe, qui y trouve un traitement contre plusieurs maladies chroniques; enfin la jeunesse des écoles s'y livre, sous une surveillance active et éclairée, aux divers exercices dont le système constitue et complète leur éducation physique. Les matières qui font l'objet des cours sont : l'anatomie descriptive, y compris la dissection; l'anatomie dans ses rapports avec les mouvements du corps humain; la physiologie; les principes et la théorie de la gymnastique; la théorie de l'escrime; la gymnastique d'appareil et la gymnastique sans appareil; la gymnastique médicale; l'escrime à la baïonnette, à l'épée, au sabre, etc.

Le personnel de l'Institut se compose d'un directeur, d'un sous-directeur et de trois professeurs, tous salariés par le gouvernement.

Des agrégés, au nombre de huit à dix, assistent les maîtres chargés de l'instruction pratique.

Les officiers qui se destinent à l'enseignement dans les régiments de l'armée et les maîtres qui se vouent au professorat dans les écoles sont tenus de subir publiquement un examen théorique et pratique, en présence de deux ministres secrétaires d'État et des autres autorités locales déléguées.

Les progrès des élèves externes sont également constatés dans un examen public annuel :

ils roulent sur l'escrime et la gymnastique pratique.

L'établissement est fréquenté, année commune, par cinq ou six cents personnes, y compris les femmes et les enfants (1).

C'est à LING que revient de droit le mérite des développements qu'ont reçus les diverses branches de la gymnastique (2) pendant les trente dernières années ; son activité, qui ne négligeait aucun détail, embrassait en même temps toutes les conséquences de son système ; son esprit, fécond en déductions ingénieuses, s'emparait en quelque sorte de l'avenir.

Tant de zèle et d'efforts hâtèrent la fin de LING ; il dut sans doute à l'excellence de sa mé-

____

(1) Pendant l'année 1844, le nombre total des personnes qui ont fait usage de la gymnastique médicale, et qui ont suivi les exercices de la gymnastique hygiénique ou de l'escrime, etc., s'est élevé à 534. Parmi celles-ci, 203 ont été traitées pour des maladies chroniques ; 14 ont reçu l'instruction théorique et pratique, et ont passé leur examen ; 59 ont pris des leçons d'escrime, et enfin 84 ont été admises gratuitement, et traitées pour des maladies différentes.

Pendant l'année 1845, 207 personnes ont recouru à la gymnastique médicale contre différentes maladies chroniques ; 563 à la gymnastique pédagogique, et à l'escrime, y compris les élèves-maîtres.

(2) Ling divise son système en quatre branches principales : la gymnastique pédagogique, la gymnastique militaire, la gymnastique médicale et la gymnastique esthétique.

thode la prolongation d'une existence menacée par une prédisposition à la phthisie pulmonaire. Mais la nature lui eût-elle accordé une vigueur athlétique, toute force a sa mesure, et nul ne la dépasse impunément.

LING est mort le 3 mai 1839, à l'âge de soixante-deux ans. La pensée qui avait été celle de toute sa vie occupa encore ses derniers moments; il recommanda en ces termes l'Institut gymnastique aux soins du monarque et aux États du royaume :

« J'ai travaillé pendant trente-cinq ans à la réalisation d'une pensée dont l'utilité m'avait frappé; sans être compris, manquant du néces-saire, j'avais à peine l'espoir d'un meilleur ave-nir, lorsque le roi et les États me sont venus en aide. Avec un personnel peu nombreux, j'ai tâché de faire avancer la science gymnastique, telle que je l'avais conçue, dans toutes ses bran-ches. Aujourd'hui que la mort met un terme à mes travaux, je déclare que tout ce que j'ai fait serait perdu, si S. M. et les États du royaume, négligeant la prière d'un mourant, ne soute-naient point, sans s'écarter du plan que j'ai tracé, l'Institut confié à ma direction.

« Parmi cent maîtres que j'ai tâché de former comme professeurs de gymnastique, deux seule-

ment sont capables de continuer mon idée (1),
et tous deux sont maladifs; s'ils venaient à mourir avant d'avoir formé des maîtres en état de
les remplacer, l'Institut, dans sa signification
réelle, serait perdu. Il faut donc y pourvoir, et
promptement; bientôt, peut-être, il serait trop
tard. »

Ling était trop exclusivement occupé d'établir
sur une large base expérimentale ses observations
et les lois qu'il en avait déduites, pour avoir le
loisir de formuler méthodiquement sa doctrine
dans un traité spécial. L'exécution intelligente
et précise des mouvements, sans laquelle le but
scientifique est faussé, était à ses yeux le point
qu'il importait avant tout d'atteindre. C'est à
cette lacune regrettable dans une existence si
pleine, et à son état maladif pendant les dernières années, qu'il faut, pour la plus grande
part, attribuer l'insuffisance des ouvrages sur la
gymnastique de Ling, en tant que système complet (2).

____

(1) Nous nous faisons un devoir et un plaisir de dire ici que
l'un d'eux, M. Branting, qui dirige actuellement l'Institut central à Stockholm, a, comme nous le verrons dans le courant de
ce résumé, puissamment contribué, par son zèle et ses connaissances variées, au développement de la gymnastique rationnelle
de Ling.

(2) Nous citerons cependant les ouvrages suivants : *Traité sur*

En concevant le plan d'une éducation physique nationale, Ling partait du même point que Saltzman, Jahn et les autres adeptes de l'école allemande ; mais son génie ne pouvait s'arrêter là. Ses observations sur l'influence des mouvements en général, l'étude des phénomènes mécaniques et physiques, où viennent se classer toutes les manifestations de la vie, le portèrent à asseoir son système sur une base plus large, et il imagina des mouvements spécifiques, actifs et passifs (1),

la *gymnastique sans appareil;* Stockholm, 1836; et *Traité sur l'escrime à la baïonnette;* Stockholm, 1838; qui tous les deux ont été publiés par ordre du roi pour servir de règlement à l'armée et aux écoles militaires ; *Traité sur les principes généraux de la gymnastique, par Ling;* Upsal, 1834—1840. La publication de ce Traité, qui représente son système en général, et pour la composition duquel il avait été mandé par les états du royaume, ne fut pourtant achevée qu'après la mort de l'auteur, et, selon ses dernières volontés, par deux de ses élèves : Liedbeck (docteur en médecine et ancien agrégé à la faculté de médecine d'Upsal) et par l'auteur de cette brochure.

(1) Les mouvements de l'homme, considérés relativement à la cause qui les produit, peuvent être rapportés à deux grandes catégories : dans l'une se classent tous mouvements qui sont le résultat de la contractilité organique et ceux que la volonté de l'individu produit; dans la seconde sont compris tous ceux qui ont pour cause une puissance extérieure qui agit sur la totalité du corps ou sur quelqu'une de ses parties.

Nous désignons sous le nom de *mouvements actifs* tous ceux de la première catégorie; et nous réservons le nom de *mouvements passifs* à tous ceux de la seconde.

L'influence de toutes ces sortes de mouvements sur la vitalité

pour les appliquer au traitement des maladies. Une fois engagé dans cette carrière d'observations et de recherches, il parvint à développer un système complet de mouvements propres à agir sur telle partie du corps humain qu'il serait jugé nécessaire. Les lumières qui naissent de ce nouvel ordre d'idées rejaillirent sur les autres branches de la gymnastique, le système se complétant dans son unité à mesure que se révélait plus nettement l'unité de l'organisme humain.

C'est ainsi qu'il aborda l'explication physiologique des mouvements du corps en général; personne avant lui n'avait essayé d'en déterminer l'action spéciale, en en rapportant les effets aux données de la physiologie.

Plus il devient nécessaire de contre-balancer ce déclin des forces corporelles, et de combattre les diverses infirmités qui en résultent chez les générations naissantes, plus il importe de soumettre à un examen attentif la méthode et les remèdes qui peuvent arrêter la dégénérescence des races, suite d'une civilisation faussée.

Considéré de ce point de vue, notre sujet s'élève et s'agrandit; d'une part, il signale les in-

---

des différents tissus de l'organisme est ce que nous appelons *agent mécanique;* et par *mouvements spécifiques* nous comprenons tous ceux dont l'action primitive s'isole sur un seul organe ou sur un groupe déterminé de nerfs ou de vaisseaux.

convénients qu'entraînent à leur suite les habitudes du luxe, l'oisiveté corporelle, et de la vie sédentaire ; de l'autre, il indique les influences funestes de l'excès de travail, d'une alimentation insuffisante, des professions insalubres sur ces classes nombreuses qui supportent presque tout le poids de l'édifice social. Les gouvernements non moins que les localités, les localités non moins que les individus, sont intéressés à la solution de cette grave question, pour laquelle nous réclamons un examen impartial et sérieux.

Le système de LING se présente à l'observation entouré de toutes les garanties que peuvent donner la physiologie et les sciences qui ont rapport à l'étude de la nature humaine.

La gymnastique rationnelle, comme on a pu le voir par ce qui précède, s'applique au traitement d'un grand nombre de maladies chroniques ; elle combat les effets pernicieux de la vie oisive, et facilite la connaissance pratique des exercices militaires, en aidant au développement harmonieux du corps.

A présent ce n'est pas seulement à Stockholm, où l'Institut central représente la gymnastique de Ling, que cette méthode est appréciée et appliquée ; depuis plus de dix ans elle est mise en pratique à Saint-Pétersbourg par un élève du fondateur. A Londres il y a aussi des maîtres qui professent la gymnastique médicale, d'après Ling, avec un succès progressif. Des médecins de Finlande et de Pologne ont étudié la gymnastique médicale à l'Institut central ; deux médecins norwégiens, sortant de la même école, ont établi un institut à Christiania pour le traitement des maladies chroniques. Quant à l'éducation corporelle, le système de Ling est en vigueur dans les écoles de la Norwége, aussi bien que dans l'armée.

L'année dernière, deux officiers prussiens sont venus étudier à Stockholm la méthode de Ling (1), et tout porte à croire qu'un institut gymnastique ne tardera pas à s'élever à Berlin, sous la protection et aux frais du gouvernement le plus éclairé de l'Allemagne.

A l'utilité du but, à la sûreté de ses bases scientifiques, la méthode de Ling joint donc, dès à présent, la sanction de l'expérience; il ne

____

(1) L'un d'eux, M. de Rothstein, avait provoqué cette mission par un article fort remarquable sur la gymnastique de Ling, qu'il avait inséré dans un journal littéraire (*Der Staat*) en 1844. Nous apprenons que ce partisan zélé de la gymnastique rationnelle vient de publier les deux premières livraisons d'un ouvrage sur cette méthode, sous le titre : *Die Gymnastik, nach dem system des Schwedischen Gymnasiarchen, P. H. Ling, dargestellt von Hg. Rothstein;* Berlin, 1847. En même temps les ouvrages de Ling, sur la gymnastique, ont été traduits en allemand par M. Massmann.

reste plus, pour la gloire de l'inventeur, qu'à en généraliser l'application et les avantages. Élève de LING, nous devons à la mémoire de cet homme de bien, d'appeler sur ce système l'attention des adeptes de la science et de tous les philanthropes éclairés. Nous serions heureux et fier de voir l'Europe inscrire, au-dessous des noms de Linné et de Berzelius, un nom plus modeste, mais destiné peut-être, si l'utile est la mesure de la gloire, à briller au premier rang parmi les bienfaiteurs de l'humanité.

CHAPITRE PREMIER.

Remarques sommaires sur les rapports de l'organisme humain avec les lois physiques et mécaniques ; et aperçu relatif au mécanisme et au mode d'action des mouvements actifs et passifs.

Le mouvement est un des phénomènes les plus généraux et les plus importants de la nature. Il est attribué, dans les corps bruts, à l'attraction et à la répulsion, et on lui assigne pour cause l'agent électro-magnétique. Dans les corps vivants, le phénomène du mouvement se lie à la contraction et à l'extension subordonnées à l'agent nerveux, que l'on assimile à un fluide électro-magnétique animalisé.

Le tissu musculaire, composé de fibrilles contractiles, infiniment déliées et nombreuses, formant des faisceaux diversement groupés, agit dans des limites qui lui sont assignées pour produire ces phénomènes du mouvement, que nous retrouvons sous tant de formes différentes chez les êtres animés, depuis l'animal de la structure la plus déliée jusqu'au mammifère dont l'organisme est le plus complexe. Des lois mécaniques régularisent ces mouvements divers (1).

Les parties les plus solides de l'organisme révèlent, dans leurs arrangements, la présence des lois générales de la mécanique, soit qu'elles servent de levier dans la station ou dans la locomotion, soit qu'elles protégent d'autres organes essentiels. Ainsi, on trouve dans l'organisation du squelette l'emploi des trois genres de levier (2), dans un accord parfait avec les fins naturelles, soit pour produire l'harmonie et l'équilibre dans les mouvements de telle ou telle partie du corps, soit pour provoquer la vitesse dans une autre, soit enfin pour augmenter la puissance et la force, là où cette augmentation est nécessaire.

Dans la conformation de l'enveloppe osseuse du cerveau, la nature a employé les mêmes lois que celles qui sont prescrites par l'architecture pour la construction des voûtes : on trouve dans l'emplacement et l'insertion des muscles, dans la direction des tendons, dans l'emploi des os sésa-

(1) Nonobstant ce que nous savons de la contractilité musculaire qui s'accomplit plusieurs heures après la mort, sous l'influence galvanique, si l'on accepte la théorie de Prévost et Dumas, sur la contraction des fibres musculaires, ce phénomène même rentrerait complétement dans le domaine de la physique et de la mécanique.

(2) L'inter-mobile, l'inter-puissant et l'inter-résistant.

moïdes, dans les fonctions des membranes synoviales, dans l'emploi de la pression de l'air pour garantir la solidité des articulations, une mise en œuvre ingénieuse des procédés mécaniques.

Ainsi, non-seulement l'idée de vie implique l'idée de mouvement, mais tout mouvement suppose une force qui agit selon les lois physiques et mécaniques.

Plus les appareils du mouvement se développent et se compliquent, plus ceux de l'agent nerveux nous apparaissent riches et complets dans l'ensemble de leurs combinaisons, et plus ceux des fonctions organiques s'approprient à la nature spéciale de ces fonctions.

Ainsi, pour la circulation, il existe une sorte d'appareil hydraulique complet au centre d'un système de tuyaux élastiques, flexibles et perméables, pour distribuer un fluide organisateur et vivifiant dans toutes les parties du corps : ici, pour la nutrition, la formation ou la reproduction des diverses parties de l'organisme ; là, pour être lui-même élaboré, modifié et purifié. En effet, les valvules du cœur, celles des veines, le mouvement du sang dans le réseau capillaire, même la viscosité du plasma, et l'élasticité des globules du sang révèlent la présence des lois physiques et mécaniques qui se montrent aussi dans les phénomènes de l'endosmose, de l'exos-

2.

mose et de l'absorption. En outre, la colonne de sang, mise en mouvement par la contraction du cœur, devient un stimulant mécanique pour l'action vitale de la plupart de nos organes par le choc qu'il y opère.

Pour la respiration, on trouve une cavité qui, par un mouvement alternatif de dilatation et de resserrement de ses parois, fait aller et venir l'air dans des canaux qui, pour ce but, sont toujours ouverts, élastiques et perméables. Il s'est formé de cette manière une sorte d'appareil pneumatique des plus complets, dans le jeu duquel les lois physiques et mécaniques se présentent sous différentes formes, soit qu'il agisse pour oxygéner les globules du sang, soit qu'il serve, par certaines modifications, d'instrument pour la voix ou la phonation, soit enfin qu'il contribue, dans certains mouvements, à mettre le corps en équilibre avec les milieux différents qui l'entourent (l'air ou l'eau), en renfermant dans les cavités respiratoires un certain volume d'air atmosphérique (1).

(1) Nous ne parlerons pas ici des fonctions de l'épiglotte considérée comme une soupape pour empêcher l'introduction des liquides dans le tube aérien pendant la déglutition : elles sont trop bien connues; non plus que de l'occlusion de la glotte pour empêcher des substances ou des gaz délétères de se mettre en contact avec les globules du sang; mais nous signalons l'accomplissement de cette même occlusion de la glotte

Cet appareil, dont l'action concourt à un si grand nombre de fonctions vitales, étend son influence mécanique sur la circulation veineuse, dont il modifie le cours, sur les mouvements du fluide céphalo-rachidien, et même jusque sur ceux du cœur.

Les organes de la nutrition, destinés à recevoir, à modifier et à transformer les substances nouvelles dont l'organisme a besoin pour se réparer, et dans lesquels s'accomplissent des phénomènes chimiques spéciaux, inhérents à leur organisation particulière, sont, comme tous les autres, soumis aux lois physiques et mécaniques.

Nous retrouvons donc l'influence de ces mêmes lois dans la mastication, la déglutition, ainsi que dans le transport des substances à travers le tube digestif; en outre, la sécrétion de la salive est facilitée par le mouvement maxillaire, et celle du suc gastrique par l'action péristaltique de l'estomac, etc.

Dans les organes de l'innervation, l'influence des lois physiques n'est pas moins évidente. Ainsi l'on considère certains ganglions nerveux comme des réservoirs du fluide galvanique ani-

pendant les efforts en général*, comme une autre conséquence du mécanisme de cet appareil, et du rapport de ce même mécanisme avec presque toutes les fonctions de l'organisme vivant.

* J. Cloquet, *De l'Influence des efforts sur les organes renfermés dans la cavité thoracique.* Paris, 1820.

malisé (le fluide nerveux). Ce fluide, transmis dans toutes les parties du corps par les nerfs, véritables conducteurs analogues à ceux de nos appareils électro-galvaniques, détermine dans chaque organe le mouvement vital qui lui est propre. D'autres appareils de ce vaste système, les cordons nerveux sensitifs, sont spécialement affectés à conduire les impressions, soit internes, soit externes, à des foyers spéciaux de sensation qui ont leur siége dans certaines parties de la moelle épinière ou du cerveau (1).

Mais il serait superflu de mentionner ici tous les appareils organiques dont la construction est basée sur les lois physiques et mécaniques, tels que ceux des sens, etc. En un mot, il n'est pas un organe dans l'économie où ces lois ne soient manifestes.

Depuis l'agrégation des cellules primitives pour former les divers tissus, jusqu'aux moyens que la nature emploie pour l'accomplissement de cette admirable économie qui préside à la

(1) Non-seulement les expériences des Humboldt, Müller, Valentin, Mateucci, Dubois-Reymond, etc., tendent à prouver cette même corrélation de la composition des appareils nerveux avec les lois physiques, mais encore les observations des micrographes de nos jours, sur les rapports et sur l'arrangement des tubules et des globules nerveux, ainsi que sur la formation des corpuscules de Pacini, etc., toutes tendent à prouver le rôle du système nerveux comme agent physique.

détermination de l'emplacement, de la forme, des limites et de toutes convenances réciproques des divers organes, tout concourt à prouver que rien, dans l'organisme vivant, n'est soustrait à l'influence de ces lois.

La virtualité ou la force dont jouit l'organisme, dans la plénitude de son existence, dépend de l'accomplissement harmonieux de tous les phénomènes qui lui sont propres. La vie s'y manifeste par diverses propriétés, dont les plus caractéristiques sont celles par lesquelles elle peut maintenir son individualité dans sa lutte continuelle avec tous les corps qui l'entourent, quel que soit leur mode d'action, soit chimique, soit mécanique, soit physique; et celle en vertu de laquelle il répare à chaque instant les pertes qu'il subit, en se mettant avec ces corps en équilibre d'électricité, de caloricité, d'hygrométricité, etc.

Cette propriété vitale, qu'on a désignée sous le nom de *réaction*, varie selon que l'organisme se trouve dans les différentes phases de son développement, et selon l'intensité plus ou moins grande de ses forces vitales.

En effet, et suivant une progression croissante, limitée par les lois de la nature, l'organisme pourvoit par lui-même au remplacement des particules intégrantes qu'il a perdues; et il accomplit ainsi des phénomènes chimiques, physiques et mécaniques, sous les conditions d'une intermittence suffisante pour permettre la réaction, et pourvu que l'intensité de la force qui la provoque n'excède pas les limites naturelles.

L'influence d'un agent est d'autant plus importante et plus salutaire pour l'économie vivante, que cet agent est mieux approprié aux phénomènes vitaux physiologiques, ou qu'il entre, comme condition générale, dans ces mêmes phénomènes.

En conséquence de ce que nous venons de dire et de ce que nous avons déjà avancé sur la prépondérance des lois physiques et mécaniques dans l'organisme humain, il faut conclure que tout moyen qui agit en raison de ces lois, et qui facilite ainsi l'accomplissement des phénomènes vitaux les plus importants, exérce une très-grande influence sur les fonctions diverses de l'organisme, et qu'à ce titre il faut donner aux agents mécaniques le rang qui leur convient en thérapeutique. C'est ce que nous tâcherons de prouver par la suite.

Insistons d'abord sur un fait aussi essentiel que bien connu : c'est que tous les organes, sans exception, soit ceux que la nature a plus spécialement destinés aux mouvements (fonctions mécaniques), comme les muscles, les os, etc., soit ceux qu'elle a réservés pour les fonctions chimiques, tels que les glandes, les membranes muqueuses, etc., sont amenés à l'unité et à l'harmonie par le sang et les nerfs; de sorte que chaque changement de fonction, spontané ou déterminé par une influence externe, réagit d'un organe sur l'autre, et par conséquent sur l'ensemble de l'organisme.

Convaincu de cette unité de l'organisme humain, ainsi que de l'importance des lois mécaniques et physiques qu'on y observe, Ling en a fait les bases de son système. Il va plus loin : comparant les moyens d'agir sur le corps humain par les influences différentes, il observe que certains mouvements font naître des vertiges, que d'autres provoquent des nausées, que d'autres agissent sur le calorique animal, que d'autres enfin excitent des palpitations du cœur, et qu'ils correspondent, par leurs effets, à certains remèdes chimiques. Mais laissons-le parler lui-même.

« On comprend peut-être difficilement qu'un
« mouvement, ou une action mécanique ex-
« terne, puisse agir sur les parties intérieures
« du corps. D'abord il faut bien se persuader que
« l'organisme humain est une UNITÉ COMPLÈTE et
« INDIVISE. Il ne pourrait pas exister en partie,
« car alors il n'y aurait pas un organisme,
« mais plusieurs. Tout ce qui se trouve dans un

« corps organisé, soit partie inhérente, soit
« substance étrangère, occupe, dans un mo-
« ment quelconque, un volume quelconque, et
« chaque déplacement dans une de ces parties
« suppose un déplacement correspondant d'une
« partie voisine, selon l'étendue du premier
« déplacement.

« Quelque peu que s'ouvre ou se ferme l'angle
« formé par les diverses parties du corps dans
« un changement d'attitude, une pression exté-
« rieure sur un nerf, sur une veine, sur un mus-
« cle, doit par conséquent opérer un déplace-
« ment des parties les plus proches, et avoir une
« action moins sensible sur les organes les plus
« éloignés, et cela en raison de la distance et de
« l'intensité, ainsi qu'on le remarque dans les
« oscillations de l'air, de l'eau, etc.

« L'expérience prouve que les professions
« diverses agissent différemment sur le physique
« et sur le moral des ouvriers. Elle nous prouve
« aussi que la plus petite pression d'un nerf
« l'irrite, qu'une action plus forte produit de la
« douleur, et que, si l'on ajoute encore à cette
« action, on détermine l'engourdissement, et
« enfin la paralysie. En outre, il est bien re-
« connu qu'une certaine position est plus con-
« venable que toute autre pour le délassement
« du corps et la tranquillité du sommeil. Tout

« cela ne prouve-t-il pas l'influence des agents
« mécaniques extérieurs sur les parties intérieures
« du corps? Les personnes qui sont affectées
« d'un mal interne ne cherchent-elles pas tou-
« jours une certaine attitude où la douleur de-
« vient moins sensible par suite des changements
« de l'angle des parties extérieures du corps?..»

Ling est parvenu à ces résultats par des expériences répétées et par une observation directe ; presque toujours il était lui-même l'objet
de ses essais. Jeune encore, atteint d'une maladie grave des poumons, et déjà abandonné
des médecins, il remarqua l'influence favorable
que les mouvements du corps en général exer-
çaient sur sa santé. En répétant ces expériences,
il parvint à se guérir d'un mal qu'on avait jugé
incurable. Dès lors il put coordonner ces observations avec celles qu'il avait faites sur l'effet
des mouvements du corps en général, et établir
son système.

L'observation le conduisit à formuler la loi
suivante :

*La nutrition ou le développement musculaire
d'une partie quelconque du corps, est en relation
directe avec les mouvements actifs auxquels a
été soumise cette même partie.*

Des recherches et des études persévérantes
sur les articulations du squelette humain, sur

l'emplacement des muscles, etc., en l'initiant aux fins les plus secrètes de cette loi, lui permirent d'en tirer toutes les conséquences. De là la découverte d'une série de mouvements propres à provoquer des contractions musculaires partout où le besoin hygiénique ou thérapeutique le réclame. Qu'on nous permette ici quelques développements.

On sait que toutes les parties du corps humain, abandonnées à elles-mêmes, obéissent aux lois de la gravitation. En dehors du jeu permanent des forces motrices, et qui constituent ce que nous appelons la tonicité des muscles, le moindre changement dans la position verticale, par exemple, provoque instantanément des contractions musculaires qui tendent à rétablir l'équilibre. C'est donc par la contraction musculaire, plus ou moins intense et soutenue, que la nature opère pour contre-balancer ou surmonter la résistance produite par le poids des différentes parties du corps, pour mettre en jeu les différents leviers qui composent le squelette, etc. Ainsi, lorsque le corps, sortant de sa position verticale, se penche en avant, ce sont principalement les muscles du dos et de la région postérieure des membres inférieurs qui, par leur contraction, font équilibre et déterminent l'étendue du mouvement : la force de ces contractions empêche seule le corps de tomber en avant.

Tout mouvement dont la direction et la durée sont déterminées, est un mouvement gymnastique.

Chaque mouvement, selon Ling, *est une idée ou une pensée exprimée par le corps.*

Il faut donc que le mouvement soit limité par le temps, l'étendue et la direction.

La *direction du mouvement* est déterminée par celle des fibres musculaires sur lesquelles ou par lesquelles on veut agir. L'*étendue du mouvement* est déterminée par celle de la mobilité des articulations. Le *temps du mouvement* est toujours égal, c'est-à-dire que les parties qui sont mises en mouvement parcourent des espaces égaux dans des temps égaux. En outre, la vitesse du mouvement est en proportion inverse de la résistance à vaincre ou de la longueur du levier moteur; ce qui rentre dans cette loi générale de la physique : La résultante d'un mouvement est le produit de la masse par la vitesse.

Selon les règles de la gymnastique de Ling, un *mouvement est déterminé* lorsque sa direction correspond à celles des fibres musculaires que l'on veut mettre en action, et lorsque le temps est en proportion du poids de la partie du corps qui doit être soumise au mouvement; en général, plus cette partie est volumineuse et plus elle contient, des organes importants, plus le mouvement doit être lent.

L'effort par lequel on se rend maître du poids de différents leviers, ou de différentes parties du corps dans différentes positions, produit sous les conditions que nous venons d'exprimer *un mouvement déterminé*.

Un autre moyen consiste à établir entre deux personnes une sorte de lutte ou de résistance alternative, dans une direction et dans un temps donné.

Dans le premier cas, une personne, étant placée sur une chaise, les genoux séparés, les pieds portant contre le parquet, si on fait fléchir le corps vers la gauche, on augmentera, par l'effet de cette posture, l'espace entre le bord supérieur du bassin et la douzième côte, ainsi que les interstices intercostaux du côté droit ; par conséquent certaines fibres des muscles obliques externes et internes de l'abdomen, ainsi que celles des muscles intercostaux du même côté, se seront tendues et allongées en supportant le poids des parties supérieures du corps. Si l'on fait étendre alors le bras droit dans la direction du corps incliné, les efforts des mêmes muscles seront augmentés en proportion de la longueur et du poids de ce levier. Ici, le poids d'une certaine partie du corps provoque seul les contractions musculaires.

La position restant la même, si l'on prend un poids (par exemple, un livre) à bras tendu, l'effort sera encore augmenté.

Dans le second cas, au lieu d'employer des poids inertes, Ling fait provoquer et déterminer la contraction musculaire, en leur substituant la force d'une autre personne, qui, par une action plus mesurée et plus douce, peut à chaque instant modifier la force de résistance.

Supposons le patient assis sur une chaise, ayant le corps incliné à gauche et le bras droit étendu et levé, étant ainsi dans la même position ci-dessus mentionnée, les genoux maintenus fixes par une autre personne; en se plaçant alors derrière lui, on appuie sa main gauche sur son épaule gauche, et on saisit la jointure de sa main droite avec sa main droite; puis, en lui opposant une résistance modérée et égale, tandis qu'il se relève lentement, on détermine de cette manière la force et la durée des contractions dans un certain groupe de fibres des muscles intercostaux et obliques abdominaux sur le côté droit du corps. Nous nommons de tels mouvements *spécifiques actifs*.

Voici encore comment on peut isoler l'action des mouvements, dans l'intérêt exclusif de certaines articulations. Nous verrons plus tard l'importance de cette manière de procéder. Prenons pour exemple un des membres inférieurs, pour faire voir comment on soumet séparément chacune de ses articulations à l'action d'un mouvement *spécifique actif*. Le patient étant assis sur une chaise longue, le dos et la tête bien appuyés, qu'il fléchisse lui-même la cuisse sur le bassin, et qu'il s'oppose aux efforts modérés que vous ferez pour étendre cette articulation, pendant qu'il laisse dans la plus complète passivité tous les muscles de l'articulation du genou et du pied. Alors tous les muscles du corps sont passifs, excepté les fléchisseurs de l'articulation coxo-fémorale, qui se contractent pour élever et soutenir le levier formé par l'os fémoral. Pour régulariser ces contractions musculaires, placez une main à l'extrémité du levier, c'est-à-dire immédiatement au-dessus de l'articulation du genou, et, par une pression modérée, égale et soutenue, étendez lentement l'articulation coxo-fémorale du patient, qui ensuite fait un nouvel effort pour ramener la cuisse dans la première position, contre la résistance que vous lui opposez sans que votre main ait changé de place. Cette manœuvre est répétée deux ou trois fois successivement.

Les phénomènes de la contraction musculaire ne se sont donc accomplis que dans les fléchisseurs de l'articulation coxo-fémorale, pendant que tous les autres muscles sont restés passifs.

Par des procédés analogues et non moins simples, on peut agir isolément sur les extenseurs ou sur les autres muscles de cette même articulation, comme sur ceux qui servent à la flexion ou à l'extension du genou, du pied, ou de toute autre articulation. Toutefois, on observera de placer un point d'appui près de l'articulation, et du côté des muscles antagonistes de ceux dans lesquels on veut provoquer les phénomènes de la contraction. La résistance que l'opérateur oppose s'accroît en raison inverse de l'allongement du levier représenté par la partie comprise entre le point d'appui et celui où la main de l'opérateur est placée. En outre, dans le cas où une ou plusieurs articulations seraient intermédiaires, si l'on oblige le patient à les tenir en ligne droite, les muscles extenseurs et fléchisseurs de ces parties se faisant équilibre, se trouvent ainsi secondairement soumis à l'action de l'opérateur, et reçoivent leur part de l'influence du mouvement, dont le maximum d'action s'accomplit sur l'articulation où l'*angle de mouvement* éprouve le plus de variation.

Pour parvenir à de tels résultats, Ling dut imaginer et déterminer certaines positions comme *points de départ* des différents mouvements des articulations du tronc ou des membres. On comprend que la nature et le caractère de ces posi-

3

tions varient selon le but que l'on se propose, et que l'on peut ainsi modifier à l'infini l'action des *mouvements actifs*. Tout mouvement étant déterminé par la forme, la direction et l'étendue des surfaces articulaires, ainsi que par la disposition des ligaments et des muscles, se manifeste, par *flexion*, *extension*, *adduction*, *abduction*, *pronation*, *supination*, *torsion*, *rotation*, *tension*, etc.

Un mouvement, à quelque ordre qu'il appartienne, une torsion du tronc, par exemple, peut être exécuté dans différentes inclinaisons du corps, soit dans la station verticale, soit horizontale, soit dans toute autre direction. En outre, selon que le patient sera debout, assis ou couché, et que ses membres inférieurs seront écartés ou rapprochés, étendus ou fléchis, pendant que l'un des membres supérieurs ou tous les deux seront étendus ou levés, ou demeureront le long du corps pendant l'accomplissement de la torsion, l'action de ce mouvement sera diversement modifiée.

Cette méthode permet donc des applications aussi variées que précises des *mouvements actifs*, selon l'indication.

A force de méditations sur ce sujet, Ling est parvenu à formuler une *théorie du mouvement*. J'en extrais ici les lois suivantes :

I. *On peut produire, modifier et déterminer des contractions dans une partie quelconque du système musculaire, par des mouvements spécifiques actifs.*

II. *Pour que l'action de tout mouvement puisse être déterminée et appréciée, il doit avoir un point de départ et un point d'arrêt; la direction de la ligne qui mesure le déplacement du corps ou d'une de ses parties, doit être aussi déterminée.*

III. *Le praticien qui provoque le mouvement spécifique doit mesurer et déterminer les angles de son corps d'après ceux de la personne qui est soumise au mouvement* (c'est-à-dire qu'il doit régler la position et les mouvements de son corps ou de ses membres sur la position et les mouvements du patient).

IV. *La vitesse d'un mouvement gymnastique quelconque doit toujours être isochrone, c'est-à-dire que le corps ou la partie du corps mise en mouvement doit parcourir des espaces égaux dans des temps égaux.*

On rencontre, il est vrai, dans les ouvrages de *Borelli*, *Bartez*, *Maissiat*, dans celui des frères *Weber*, etc.., des essais plus ou moins heureux pour expliquer le mécanisme des organes locomoteurs du corps humain, dans la station, la marche, le saut, etc. Dans les derniers temps, on a recommandé aussi certains exercices pour développer ou fortifier différentes parties du

3.

corps ; mais personne, avant Ling , n'était parvenu à soumettre à des règles précises le mécanisme des organes locomoteurs du corps humain,
dans le but d'accroître, par des contractions musculaires déterminées, l'innervation dans une partie quelconque, et, en y activant la rénovation
moléculaire des parties intégrantes, à toucher
aussi directement que possible aux phénomènes
les plus intimes de la vie organique.

Pour bien juger de toute l'influence des contractions musculaires sur le système nerveux et
sur les phénomènes de la circulation du sang,
il faut se reporter aux expériences de *Ch. Bell*,
Magendie, *Müller*, *Prevost* et *Dumas*, *Marshall
Hall*, *Valentin*, *Schwann*, *Poisseuille*, *Longet*,
Bernard, etc., sur le mécanisme et la physiologie
des nerfs et du sang.

On sait, et nous l'avons indiqué en passant,
que tous les organes dont les fonctions nous
semblent les plus indépendantes, ou qui paraissent être le plus circonscrits dans leurs formes,
tels que les os, les muscles, la rate, les reins, etc.,
sont dans une sorte de dépendance réciproque
et de liaison intime par l'action du système
nerveux et du système vasculaire (1).

(1) Le réseau capillaire, qui présente des caractères différents
pour chaque tissu, peut être considéré comme la base de tous
les tissus vascularisés. C'est dans les interstices de ces réseaux

Ainsi, point d'action d'un organe quelconque sans que les autres y prennent part ; de même qu'aucun organe ne peut agir sans l'intermé-

que s'accomplit l'acte mystérieux de la nutrition et de l'assimilation, sorte de métamorphose des diverses parties du corps ; c'est dans la substance intervasculaire que se forment et se déposent les cellules primitives qui, ensuite, par leur modalité spécifique, s'arrangent pour constituer les tissus différents qui caractérisent les divers organes.

Nous nous abstiendrons de citer ici les diverses classifications des tissus organiques proposées par les micrographes modernes ; nous croyons, avec M. le docteur Gruby, que la forme primitive des tissus du corps humain peut être ramenée à trois classes principales, selon la structure et la fonction de l'organe.

1° *La forme cellulaire* (appareils chimiques) dans tous les organes qui représentent particulièrement les phénomènes et les fonctions chimiques : le foie, les reins, les membranes muqueuses, etc.

2° *La forme tubulaire* (appareils hydrauliques) dans tous les organes qui servent pour le transport des fluides : le réseau capillaire, le tubule nerveux, etc.

3° *La forme fibrillaire* (appareils mécaniques) dans tous les organes destinés principalement pour le mouvement : les tendons, les ligaments, le tissu musculaire, etc. (*Cours oral de M. Gruby*, 1836.)

Ainsi, on voit partout un rapport intime entre la texture et la configuration de toutes les parties des différents organes et leurs fonctions. On trouve aussi que, sous le rapport de la quantité, la forme tubulaire et la forme fibrillaire sont généralement dominantes sur la forme cellulaire. Or, comme c'est principalement par ces deux premières classes de tissus que l'agent mécanique se manifeste, l'influence de cet agent ressort des données naturelles les plus intimes de l'organisation de l'homme.

La fibre, en physiologie, est, comme la ligne géométrique, une figure qui sert de base à toutes les autres. (*Halleri Elementa*, t. I, p. 2.)

diaire du sang et des nerfs. C'est ce que prouvent aussi les expériences directes. Depuis la découverte précieuse des nerfs spéciaux pour le sentiment et le mouvement, découverte qui ressort
des observations ingénieuses de *Ch. Bell*, nous savons qu'un muscle ne réagit plus sous l'influence
de la volonté, si la communication entre l'organe
central nerveux et le muscle est interrompue.
Ces expériences, renouvelées depuis et variées à
l'infini par *Magendie*, *Müller*, *Flourens*, *Longet*,
Valentin, ont acquis désormais une certitude ma-
thématique.

Nous savons que la contraction musculaire
est modifiée par l'application d'une ligature sur
un nerf moteur, et que la capacité d'action du
muscle est d'autant plus diminuée que la ligature est plus serrée. La faculté qu'a la fibre
musculaire de se contracter, dépend donc du
degré d'innervation ou de la quantité de fluide nerveux qui émane de l'organe central, et
qui se porte sur cette fibre. Le développement
de la force musculaire d'une partie quelconque
réagit donc sur la partie centrale ainsi que sur
les conducteurs moteurs du système nerveux, et
il est en raison directe du développement et de
la capacité de ces parties (1).

(1) « La moelle épinière est, par sa tension motrice, la cause

Les mêmes lois se manifestent dans le système vasculaire. Si l'on fait la ligature d'une artère, tous les muscles qui reçoivent le sang par cette voie sont paralysés jusqu'au moment où la nature parvient à rétablir la circulation normale du sang par des anastomoses nouvelles. Les expériences de *Bichat*, *Cygna*, *Fowler*, *Longet*, etc., ont démontré ces faits jusqu'à l'évidence (1).

de l'énergie de nos mouvements. L'intensité de nos efforts dépend, en grande partie, de cet organe. La moelle épinière entretient sans cesse une sorte de magasin de force motrice; et, lorsqu'elle agit comme conducteur de l'oscillation partie du *sensorium commune*, au moyen de la prolongation des fibres nerveuses jusque dans le cerveau, l'intensité de l'effet qui a lieu dépend, non pas uniquement de la force de notre volonté, mais encore de la quantité de principe nerveux moteur accumulée dans cette colonne. » (Müller, *Manuel de Physiologie*, traduction de Jourdan.)

(1) Müller dit à ce sujet, ouvrage précité, t. I, p. 112 : «La ligature de tous les troncs artériels d'un membre supprime la faculté motrice, et finit par amener une mort locale.» Et t.II, p. 46 : « Les expériences de Ségalas font voir que la simple suspension de la circulation, déterminée par la ligature de la partie inférieure de la veine cave, diminue la force motrice. Il est donc certain que le sang artériel subit, dans les organes du mouvement, un changement qui, le rendant veineux, ne lui permet plus d'entretenir les facultés de ces organes, comme il le faisait auparavant, et que l'organe moteur ne conserve la plénitude de sa contractilité qu'à la condition de se trouver continuellement sous l'influence du sang artériel. C'est ce dont on acquiert d'ailleurs la preuve, en considérant les phénomènes qui ont lieu dans les cas de cyanose, où la persistance du trou

Il faut donc que la fibre musculaire soit constamment trempée dans le courant du sang incessamment renouvelé, pour qu'elle puisse agir. La raison de ce fait est un peu plus compliquée, et se retrouve principalement dans les phénomènes de la nutrition et dans la nécessité de rénovation moléculaire qui s'accomplissent dans tous les organes du corps en proportion de leur activité (1).

de Botal, celle du trou ovale, l'étroitesse de l'artère pulmonaire, etc., obligent les deux sangs à se mêler ensemble, ou ne permettent pas au sang artériel de se former complétement. Les sujets atteints de cette anomalie sont incapables de grands efforts musculaires. »

(1) Aucun organe ne peut conserver la forme essentielle et normale de ses tissus, sans être mis en exercice ou sans agir dans la limite des fins naturelles. Ainsi, la substance des fibres musculaires est résorbée et remplacée par la substance graisseuse, quand ces fibres ont été pendant quelque temps privées de leur action.

Les articulations, même les plus mobiles, s'ankylosent lorsqu'elles ont été longtemps privées de mouvement. On voit dans le musée Dupuytren un squelette dont toutes les articulations, excepté celles de la mâchoire inférieure et celles scapulo-humérales, sont ankylosées. Les fémurs sont atrophiés et réduits au diamètre du radius à l'état normal. Des organes qui remplissaient des fonctions très-importantes à une certaine époque de la vie, tels que le thymus, les capsules surrénales, etc., chez l'embryon; les ovaires, l'utérus même, lorsque ces organes ont cessé de fonctionner depuis nombre d'années, se transforment en s'atrophiant, et, devenus inutiles, tendent sans cesse à disparaître de l'économie animale.

De même qu'une machine, en fonctionnant, use une certaine quantité de ses parties ou de sa masse, ainsi le corps humain, qui est une sorte de machine vivante douée de ressources et de facultés infiniment plus étendues et plus variées que tous les mécanismes qui sortent de la main de l'homme, use aussi une certaine quantité de ses parties intégrantes et constituantes, et cela d'autant plus que ses différents organes ont fonctionné plus longtemps et avec plus d'intensité. Les diverses sensations de fatigue qui, pour chaque organe, se manifestent après une activité plus ou moins vive, ne sont qu'un langage d'action par lequel la nature nous fait connaître ses besoins. Or, s'il n'était pas doué de la faculté de réparer ses pertes au moyen de certaines fonctions, cet organisme si parfait et si admirable de l'être vivant ne tarderait pas à rentrer sous les lois qui régissent les corps inertes. C'est dans le sang que la nature puise les matériaux réparateurs avec lesquels elle pourvoit elle-même à la rénovation moléculaire et au développement des parties épuisées. Dans le tissu musculaire et dans ses diverses parties intégrantes et constituantes, ce travail a lieu après chaque contraction. Non-seulement la contraction musculaire est la cause efficiente de ce travail réparateur dans ce tissu, mais encore elle contribue presque aussi puissamment à la rénovation moléculaire et à la nutrition physiologique de tous les autres tissus de l'organisme vivant. Pour chaque mouvement, le corps consomme ainsi une certaine quantité de plasme ou de fluide organisateur.

L'effet d'un mouvement musculaire sur la masse du sang pourrait donc être comparé à celui d'une saignée, en ce sens que, dans l'un et l'autre cas, il y a diminution dans la quantité de ce fluide (1).

La déperdition du sang, occasionnée par un mouvement actif, est relative à la quantité des fibres musculaires qui ont été contractées ; or, nous avons vu que dans le système de LING, la contraction des fibres musculaires peut être effectuée dans quelque partie du corps que ce soit ; il est donc possible d'obtenir des effets analogues à ceux de la saignée, soit générale, soit locale, par les mouvements *spécifiques actifs*.

Mais l'influence de la contraction des fibres musculaires ne se borne pas à faire affluer le

(1) Si ma mémoire ne me fait pas défaut, j'ai déjà vu une comparaison semblable du mouvement musculaire avec une saignée, dans la *Pathologie générale, par Budge.*

Mais quelle différence dans les réactions de ces deux moyens sur les forces vitales !... Sous ce rapport, le mouvement physiologique s'exprime algébriquement par le signe $+$, alors qu'une soustraction du sang par une saignée s'exprime par le signe $-$.

sang vers un organe, elle agit encore, et d'une manière très-efficace, sur l'hématose en général (1).

(1) Le sang est vicié dans toutes ses propriétés, il demeure noir et incoagulable, et acquiert une consistance oléagineuse chez les animaux qui ont succombé aux fatigues d'une course ou d'une marche prolongée au delà de leurs forces. Que cela provienne, en grande partie, d'une surexcitation des mouvements respiratoires, il n'en est pas moins constant que tout mouvement violent et répété (tels que la course, le saut, etc.), en répandant plus généralement l'innervation sur une plus grande sphère d'organes, réagit principalement sur ceux de la respiration.

L'observation suivante, que je dois à mon ami le savant docteur *Liedbeck*, démontre que la contraction répétée et continue des mêmes fibres musculaires, qui accumule l'innervation dans une seule direction, réagit, au contraire, sur les parties centrales du système nerveux. « Un jeune étudiant avait parié qu'il se baisserait vingt-cinq fois en fléchissant un genou, et en se relevant sur la même jambe. A la vingt-et-unième fois, il est tombé comme foudroyé, et n'a retrouvé ses sens qu'au bout de quelques minutes. »

Il est donc essentiel d'observer la *quantité* comme la *qualité* d'un mouvement actif.

La qualité est déterminée par l'action physiologique des organes qui prennent la plus grande part au mouvement.

La quantité est caractérisée, ou par le nombre des fibres musculaires qui sont mises simultanément en contraction, ou par une certaine répétition des contractions et des relâchements des mêmes fibres.

A défaut d'observations directes sur les changements de rapport entre les parties constituantes du sang, produits par l'influence des contractions musculaires, on peut alléguer, en faveur de cette thèse, le fait constaté, qu'un traitement kinèsithérapeutique convenablement approprié, s'est montré très-favorable

L'effet général des mouvements actifs est d'augmenter l'action du cœur et des poumons. Sans nous occuper de l'influence de la contraction musculaire sur le calorique animal, nous ajouterons quelques mots sur la physiologie du mouvement considéré dans son rapport avec le sang.

On sait que les globules du sang, parvenus dans les réseaux capillaires des poumons, y absorbent l'oxygène en se dépouillant de l'acide carbonique; tandis que dans le réseau capillaire des autres organes, les muscles par exemple, ces globules se dépouillent de l'oxygène et y absorbent l'acide carbonique. Or, le mouvement physiologique, comme toute autre influence qui accélère la circulation, ne peut que contribuer puissamment aux transformations successives du sang. Cette influence du mouvement physiologique devient encore plus manifeste, quand on réfléchit que l'on peut, par

dans un grand nombre de dyscrasies. Ainsi, les maladies scrofuleuses, plusieurs formes de scorbut, la chlorose, etc. , ont été traitées par la kinèsithérapie avec le plus grand succès... D'après Maissiat (*Études de physique animale*), la chlorose serait due au repos et à la compression du ventre, soit par un corset, soit par une attitude habituellement infléchie sur l'abdomen. Rien de plus naturel alors que la médication par les mouvements spécifiques se soit montrée favorable dans cette diathèse.

des *mouvements spécifiques*, augmenter l'innervation et l'activité contractile dans les muscles,
soit inspirateurs, soit expirateurs, et par ce
moyen, en activant physiologiquement les phénomènes de la respiration, provoquer une hématose plus parfaite.

Une conséquence directe de l'influence de ces
mouvements actifs, appliqués au thorax, est
d'en augmenter la capacité. Cette augmentation de capacité est inévitablement suivie d'un
développement proportionnel des poumons. Un
accroissement de capacité dans ces organes leur
permet de contenir un plus grand volume d'air,
et par conséquent de servir à l'oxygénation d'une
plus grande quantité de globules de sang, dans
un temps donné. Conséquemment, la transformation des globules en fibrine est accélérée; en
outre, l'oxygénation plus complète des globules
du sang réagit sur les centres nerveux, et vivifie
l'action physiologique de l'organisme tout entier (1).

Nous venons de parler de l'influence de la

(1) Les expériences de Prévost et Dumas démontrent que le
sang manifeste son influence vivifiante plus par les corpuscules
rouges que par le plasme. Schultz, employant une métaphore
pour exprimer ce fait, compare les globules du sang avec des
poumons mobiles, pour le transport de l'oxygène dans tous les
tissus du corps. (*Das Syst. der Circulation.*)

contraction musculaire sur l'innervation en général, et sur les appareils centraux nerveux pour
le mouvement (1).

Nous avons suffisamment établi l'influence
du mouvement sur le système nerveux, sur la
quantité relative ainsi que sur la transformation du sang. En résumant ces conséquences,
nous signalerons plus nettement les influences
qui peuvent découler d'un emploi rationnel des
mouvements *spécifiques actifs*, d'après LING.

Ces mouvements peuvent produire ou provoquer la contraction des fibres musculaires dans
ceux de ces organes qui sont soumis à l'influence
de la volonté, en même temps qu'ils modifient
ces contractions et qu'ils en déterminent la quantité; ils accélèrent et modifient les phénomènes
de la respiration, de l'hématose et de la circulation ; ils conduisent le sang, selon le besoin,
dans un organe quelconque, et ils y augmentent

(1) Les organes qui, à l'état normal, déterminent le mouvement dans le système nerveux central, sont : le cervelet,
la protubérance annulaire, la partie antérieure du bulbe
rachidien, les corps striés, les couches optiques, les pédon-
cules du cerveau et ceux du cervelet, les tubercules quadrijumeaux, les faisceaux antérieurs et latéraux de la moelle épinière ; et, dans le système nerveux périphérique : le moteur oculaire commun, le pathétique, la portion motrice du trijumeau,
le moteur oculaire externe, le facial, l'accessoire de Willis,
l'hypoglosse, et toutes les racines antérieures des nerfs spinaux.

ou y diminuent sa quantité ; ils activent non-seulement la nutrition en général, mais encore ils déterminent ce phénomène dans certains groupes de muscles, ou même dans un seul ; enfin ils accroissent l'action des nerfs moteurs et celle des centres régulateurs du mouvement dans les organes de la vie animale, ainsi que dans la vie organique, et par ce moyen ils modifient le mouvement vital dans quelque partie du corps que ce puisse être.

Par tout ce que nous avons dit précédemment sur les *mouvements actifs*, il est évident qu'une plus ou moins grande partie du système musculaire est mise en jeu sous l'influence de la volonté.

Abordons maintenant la série des *mouvements passifs*, inventés ou déterminés par Ling. Ici l'influence vient uniquement du dehors, et le patient se soumet à l'impression mécanique. Ling entend par *mouvements passifs* tout mouvement communiqué, tels que : *pressions, frictions, percussions, froissements (massage), tremblements, soulèvements, balancements, ligatures, mouvements ou attitudes propres à produire des congestions sanguines, passagères et artificielles dans un organe quelconque*, etc.

De même que l'administration des mouvements actifs suppose une connaissance exacte du mécanisme du corps, pour qu'on puisse agir par des contractions musculaires sur une certaine sphère de filaments nerveux et sur un groupe déterminé de réseaux capillaires, de même aussi l'administration des mouvements passifs demande des notions non moins exactes sur les limites et les formes anatomiques et physiologiques des organes, sur la situation et la direction des troncs nerveux ou des vaisseaux sanguins, etc. (anatomie topographique). Il faut également tenir compte des différents degrés d'élasticité et de résistance que peuvent opposer les tissus du corps, et des modifications qui résultent de l'accroissement ou de la diminution de l'activité de l'organe sur lequel on se propose d'agir (1). Il con-

(1) Une secousse ou une percussion se transmet toujours dans la direction de la force agissante. Il n'est pas ici question de déterminer les modifications de la direction plus ou moins oblique de la force mécanique, mais seulement de fixer l'attention sur l'effet immédiat de cette influence sur le corps vivant. Si cette influence est énergique, elle produit, en vertu des lois mécaniques, des déchirures ou des ruptures dans les parties superficielles ou dans les parties profondes, et occasionne des sugilations, des ecchymoses, des hémorragies, etc., et même la mort. Cette force mécanique est alors équivalente à l'action d'un poison ou d'un agent chimique à forte dose. Si, au contraire, une percussion ou une pression est douce et modérée, elle met en mouvement ou en vibration les tissus sur lesquels elle agit, et se transmet, en rayonnant, dans des proportions déterminées, sur les organes internes, et cela en raison de l'élasticité des tissus. On comprend de cette manière,

vient en outre de ne point oublier que les diverses positions et attitudes du corps exercent
une influence différente et souvent très-prononcée sur la circulation , soit générale, soit locale,
et que ces diverses positions peuvent concourir
à déterminer la stase du sang ou une congestion
passagère dans telle ou telle partie (1). Chaque

qu'une influence extérieure réagit sur les parties intérieures de
l'organisme, et que cette influence correspond aux actions médi-
catrices révulsives ; de même qu'une substance introduite dans
le tube intestinal peut déterminer une réaction à la peau.

En thérapeutique, on sait que le même remède employé pour
guérir une maladie, peut aussi la provoquer ; de même certains
mouvements passifs, tels que les frictions, les tremblements, etc.,
employés avec réserve et discernement, peuvent guérir des
lésions externes ou internes, en augmentant l'absorption veineuse, tandis que ces mêmes mouvements appliqués avec vio-
lence occasionneront des déchirures de vaisseaux, de tubules
nerveux ou de tout autre tissu.

(1) On sait que, même dans l'état de santé, la position du
corps peut contribuer à produire la stase du sang ; et que, dans
les fièvres adynamiques, la pneumonie hypostatique est due à la
même cause, et n'est que le même phénomène rendu plus ap-
parent. Si, dans le premier cas, le plessimètre accuse une
congestion légère du poumon dans la région de cet organe
correspondante au décubitus habituel, si la stase du sang dans
la partie la plus déclive des poumons prouve que les fluides du
corps humain tendent à obéir aux lois de la gravitation, d'autant plus que les phénomènes vitaux ont moins de puissance,
n'est-on pas fondé à en inférer que les phénomènes vitaux ne
sont jamais affranchis de l'influence de cette loi de la gravitation des fluides, et que, dans tous les cas, cette influence, sagement dirigée, peut devenir un moyen curatif efficace pour le

mouvement passif demande donc, aussi bien qu'un mouvement actif, une certaine position du corps, laquelle varie selon qu'on se propose d'agir sur une partie extérieure ou sur un

médecin qui aura bien considéré les forces et les ressources réactives du corps humain ?

En fixant l'attention sur la gravitation du sang, Bourdon (*Principes de physiologie médicale*) cite plusieurs faits pour prouver que la pesanteur a une influence contestable sur la direction de ce fluide; il prétend même que l'habitude qu'on a généralement de dormir sur le côté droit, explique pourquoi la pneumonie, les ophthalmies, etc., affectent plus souvent ce côté que le gauche.

Outre les mouvements directs que Ling, sous ce point de vue, employait dans les maladies chroniques, il recommande aussi d'être attentif au siége de la maladie, lorsqu'il s'agit de déterminer la position qu'il convient d'adopter pour le décubitus du malade, et de varier cette position, si cela est nécessaire, pendant le cours du traitement.

Les congestions passagères produites artificiellement par des mouvements directs seront employées avec succès pour augmenter l'activité des vaisseaux absorbants dans les parties sur lesquelles on veut agir, en observant seulement que la durée du mouvement est appropriée aux forces réactives du malade. Il est difficile de déterminer si l'effet que l'on obtient de ces mouvements est dû à l'augmentation de la contractilité des parois des veines qui ont été étendues et irritées (selon *Branting*), ou s'ils sont dus à l'endosmose et à l'exosmose qui se sont produites plus librement dans les réseaux capillaires pendant la dilatation qui y a été occasionnée par la stase du sang. Quoi qu'il en soit, cette extension provoquée des parois veineuses ne doit durer que de quelques secondes jusqu'à quatre ou cinq minutes, pour que l'effet attendu puisse se manifester par la réaction, qui alors démontre une augmentation d'activité

organe intérieur. Il faut donc, avant tout, déterminer la position du malade pour tendre ou
relâcher les tissus de la partie sur laquelle on

dans les forces absorbantes de ces vaisseaux. Ces congestions
passagères peuvent être provoquées par une position spéciale du
corps, ou de tel ou tel membre, ou par la compression directe
d'un tronc veineux, ou par une ligature pour retarder ou
même suspendre momentanément la circulation veineuse dans
la partie qui doit être congestionnée.

En effet, c'est un ancien précepte en chirurgie, d'employer
les ligatures sur les membres, dans tous les cas où les autres
moyens hémostatiques sont insuffisants, et particulièrement
dans tous les cas d'épuisement des forces par suite d'hémorragie
parenchymateuse. En obstétricie, ces ligatures ont été conseil-
lées bien avant que l'on connût la possibilité de comprimer l'artère aorte à travers la paroi antérieure de l'abdomen, dans
les cas d'hémorragie utérine foudroyante, consécutive à l'ac-
couchement.

Voici un exemple tout récent de l'efficacité de l'emploi de ces
simples ligatures appliquées sur les membres : Un malade (ici à
Paris), déjà très-affaibli par une hémoptysie, [avait appelé en
consultation quatre médecins : deux ordonnèrent des saignées ;
les deux autres, prenant en considération l'état d'épuisement du
malade plutôt que les préceptes de l'art aujourd'hui préconi-
sés, conseillèrent des ligatures appliquées méthodiquement sur
les membres. L'avis de ces derniers prévalut, et fut suivi d'un
plein succès. Cet heureux résultat, et beaucoup d'autres exemples que l'on pourrait citer à l'appui, ne devraient-ils pas con-
seiller la plus grande circonspection quand il s'agit d'un des
agents les plus essentiels à la vie ?

Récemment, au contraire, dans un cas de tétanos, un médecin, à sa clinique, disait : « J'ai fait pratiquer à ce malade quatorze saignées, et je lui ai fait appliquer soixante-dix sangsues
dans l'espace de quatorze jours... » Si le patient a résisté, c'est

se propose d'opérer, ou pour y produire une stase du sang plus ou moins forte, plus ou moins durable. Cette position du corps peut être ou verticale ou horizontale, inclinée de haut en bas ou de bas en haut. Le malade peut être debout ou assis, couché sur le côté, sur le ventre ou sur le dos; avoir les jambes ou les bras tendus, fléchis, rapprochés ou séparés, collectivement ou séparément, simultanément ou successivement.

Pour indiquer les préceptes de la pratique des mouvements passifs, prenons un exemple. Soit un des organes de la cavité abdominale (l'intestin grêle) à soumettre à l'action d'un mouvement de tremblement communiqué.

Le patient sera couché sur le dos dans une chaise longue, la tête élevée et bien soutenue, les jambes et les cuisses à demi fléchies sur le bassin, et les pieds appuyés, pour produire le relâchement de la paroi antérieure de l'abdomen. Alors le médecin se place à côte du malade ; il porte une main sur la région ombilicale, puis, par une pression égale, saccadée et continuée pendant dix ou quinze secondes, il communique

que les ressources de la nature ont été plus puissantes encore que les aberrations systématiques de l'art.

Multos esse medicos fama ac nomine, re et opere paucos. (Hippocrate.)

à l'intestin grêle les vibrations de la main ; et après un temps de repos égal à celui de l'action, ou un peu plus prolongé, selon l'indication, il répète trois ou quatre fois le même procédé.

L'effet immédiat de ce mouvement est de provoquer, dans cette région, un léger accroissement de chaleur, et de déterminer, dans cette partie du tube digestif, une réaction qui y augmente l'activité des vaisseaux absorbants.

La série des mouvements passifs est aussi vaste que celle des mouvements actifs. Il y a encore des mouvements d'une nature mixte, c'est-à-dire actifs pour une certaine partie, et passifs pour une autre. De tels mouvements nécessitent l'assistance de plusieurs personnes, quelquefois même de huit ou dix. La description en serait ou imparfaite ou trop compliquée pour entrer dans le cadre d'un simple aperçu; c'est pourquoi je me borne à les indiquer seulement en passant.

Les mouvements passifs, tels qu'ils ont été énumérés ci-dessus, peuvent être dirigés vers un organe quelconque, soit de la surface extérieure du corps, soit que cet organe soit recouvert d'une couche tégumentaire plus ou moins épaisse, soit enfin qu'il ait son siége dans une des cavités splanchniques.

Quoique tous ces mouvements passifs soient

le résultat d'une force mécanique extérieure, cependant chacun d'eux a une action différente qui résulte, et de la modification qu'on lui imprime, et de l'action physiologique de l'organe sur lequel on le dirige. Il s'ensuit que les mouvements passifs peuvent être caractérisés par leur quantité et par leur qualité, comme le sont les mouvements spécifiques actifs.

Par exemple, ici j'exerce une pression plus ou moins forte sur un tronc nerveux; là, je fais une friction plus ou moins légère sur le trajet d'un nerf et sur ses ramifications (1). Tantôt je comprime le tronc d'un vaisseau pour faire engorger pendant un certain temps le réseau capillaire qui

(1) C'est un fait connu que les nerfs réagissent contre les irritations mécaniques et contre les influences chimiques, caustiques, galvaniques, etc. Lorsqu'on a irrité mécaniquement un nerf sensitif, il y a sensation aussi longtemps que ce nerf est en communication avec la moelle épinière et le cerveau, quoique cette réaction diffère selon la nature du nerf et selon celle de la sensation produite dans le cerveau. Si l'irritation mécanique est dirigée vers un nerf moteur, toutes les fibres contractiles qui sont sous l'influence de ce nerf se raccourcissent ou se contractent immédiatement. Les fibres musculaires qui reçoivent leur innervation du grand sympathique, celles de l'estomac, du canal intestinal, du canal cholédoque, de la vessie, etc., se contractent aussi à la suite d'une irritation mécanique, quoique les mouvements qui en résultent ne suivent immédiatement l'irritation, et durent plus longtemps qu'elle. Les résultats que l'on a obtenus par l'emploi des mouvements spécifiques actifs et passifs, sont tout à fait conformes à ces faits physiologiques.

en dépend, tantôt j'attaque par une friction légère ou déterminée un certain ressort du système vasculaire, ou bien je soumets à un mouvement de vibration un organe interne (le cœur, le
foie, la rate, le cerveau, etc.); ou enfin, je m'em-
pare d'une partie externe, ou même d'un membre, pour y transmettre un mouvement de
tremblement, etc.

Nous appelons ces sortes de mouvements *spécifiques passifs*.

Donc tout mouvement dont l'action primitive
s'isole sur un organe ou sur un certain groupe
de vaisseaux ou de nerfs, et dont la durée et le
rhythme sont déterminés, c'est-à-dire dont la
qualité et la *quantité* sont à la disposition de
l'opérateur, est un *mouvement spécifique* ou *déterminé*; et, selon que la volonté du patient agit
ou non contre la force qui produit ce mouvement, il est ou *actif* ou *passif*.

Les études sur l'effet physiologique des mouvements passifs ont surtout pour base les expériences de Ch. Bell, Magendie, Flourens, Longet, Bernard, etc., sur le système nerveux; celles
de Müller, Magendie, Poisseuil, etc., sur l'absorption veineuse, et enfin la découverte importante des mouvements réflexes provenant de
l'action d'une certaine classe de nerfs, par Mar-
schall Hall et Müller. Appuyé sur les expériences

de ces physiologistes, et sur une pratique d'une vingtaine d'années , Branting prétend que l'effet général et caractéristique des mouvements passifs est d'augmenter l'absorption veineuse dans l'organe même qui a été soumis à l'influence de ces mouvements.

L'atrophie des parties sur lesquelles une pression constante a été exercée pendant quelque temps ; la constipation si souvent occasionnée par les secousses répétées de la voiture pendant un voyage, militent en faveur de cette opinion (1).

(1) Eu égard à l'influence que les mouvements passifs exercent sur les propriétés vitales des tissus organiques, et à cause de la facilité avec laquelle on peut diriger ces mouvements sur les organes les plus profonds et les plus importants , ce moyen, en thérapeutique, peut être considéré comme aussi usuel et aussi efficace que ceux qui sont du domaine ordinaire de la matière médicale.

On sait parfaitement que l'action d'un mouvement passif varie pour chaque organe en raison de sa texture, de sa position, de ses rapports, de sa vitalité, etc., et qu'il varie aussi en raison de l'intensité, de la nature et de la vitesse de la force qui le produit. Ainsi, par exemple, un coup violent porté sur la tête, sur la poitrine ou à l'épigastre, peut faire cesser instantanément les fonctions vitales. Ainsi, un coup sur l'épigastre, et assez fort pour détruire la vie, réagit même sur le sang en le privant de sa coagulabilité. L'effet meurtrier qui résulte de ces perturbations violentes , produites par une force mécanique sur nos organes, n'a pas encore été soumis à un examen assez approfondi pour qu'on puisse en déduire quelques lois générales.

Le mouvement passif, sous le rapport de sa *quantité,* c'est-à-dire de son degré de force, et sous le rapport de sa *qualité,*

Quant aux mouvements passifs qui reproduisent les vertiges, le mal de mer, etc., leurs effets sont si compliqués, que nous ne pouvons que les indiquer dans cet aperçu, quoiqu'ils se classent parmi les mouvements passifs.

Nous nous bornerons à dire qu'en général les mouvements passifs agissent sur l'appareil nerveux (1) sensitif d'une manière directe (2), et par la même voie, en quelques circonstances, par le principe réflexe qui transmet cette action aux organes internes où il détermine des

c'est-à-dire eu égard aux modifications de l'action vitale de l'organe sur lequel on veut agir, est soumis aux mêmes lois qui régissent l'emploi de tous les autres agents thérapeutiques. Il est plus facile pourtant, si l'on connaît bien la physiologie de chaque organe du corps, de calculer l'effet d'un mouvement passif, que de prédire l'effet d'un médicament.

(1) Müller, dans les Prolégomènes de son *Manuel de Physiologie,* dit à ce sujet : « L'influence mécanique est un stimulant vivifiant, conditionnel dans les frictions, à l'aide desquelles, en agissant sur les extrémités des nerfs, nous agissons sur les parties centrales du système nerveux, d'une manière qui leur est homologue, en même temps que nous activons le conflit des parties frottées avec le sang. »

(2) A l'état normal, sont sensibles, dans le système nerveux central : les portions postérieures de la protubérance et du bulbe, les tubercules quadrijumeaux à une profondeur déterminée, les faisceaux postérieurs de la moelle épinière ; dans le système nerveux périphérique : les portions ganglionnaires des nerfs trijumeaux, le glosso-pharyngien, le pneumo-gastrique et les racines postérieures des nerfs spinaux.

mouvements vitaux, inhérents à l'action physiologique de ces organes.

De même donc que les mouvements actifs
augmentent et déterminent le courant centrifuge du sang et celui du fluide nerveux; de
même aussi les mouvements passifs agissent sur
l'activité du courant centripète de ces fluides.
Les premiers déterminent l'accroissement du renouvellement moléculaire ou les métamorphoses
progressives; les seconds, au contraire, le dé-
croissement du renouvellement moléculaire, ou
les métamorphoses rétrogrades, dans les phénomènes de la nutrition. Et c'est pourquoi ces
sortes d'influences doivent être considérées comme un des moyens les plus importants qu'on
ait encore appliqués au rétablissement ou à la
conservation de l'état hygiénique de l'organisme
vivant.

CHAPITRE II.

DE LA KINÉSITHÉRAPIE,

ou

DE L'APPLICATION DES MOUVEMENTS SPÉCIFIQUES ACTIFS ET PASSIFS,
DANS L'ÉTAT PATHOLOGIQUE DE L'HOMME.

(Gymnastique médicale de Ling.)

La kinésithérapie (troisième partie du système de Ling) « enseigne les moyens de combattre et de guérir des perturbations et des maladies par soi-même ou à l'aide d'autres personnes. » Ces moyens consistent dans l'emploi de mouvements spécifiques, dont les combinaisons et le choix sont relatifs aux troubles des fonctions vitales d'un ou de plusieurs organes, et à l'état général du patient.

Nous savons maintenant comment Ling produit les mouvements spécifiques actifs et passifs, pour transmettre leur influence jusqu'aux parties les plus profondes de l'organisme, dans le but d'y déterminer la rénovation moléculaire. Nous savons aussi que l'intensité de ces mouvements peut varier depuis le degré le plus faible jusqu'à celui qui produirait les perturbations les plus redoutables dans l'économie. Il est donc aisé de comprendre que ces moyens pourront être employés toutes les fois qu'il y aura indication d'appliquer l'action de ces sortes d'agents mécaniques.

Mais, avant de parler de l'emploi thérapeutique de ces agents, voyons comment LING considère en général ce sujet :

« L'organisme humain doit être considéré comme une unité indivise. La vie s'y manifeste par trois ordres de phénomènes généraux : *phénomènes chimiques*, *phénomènes mécaniques*, et *phénomènes dynamiques*, c'est-à-dire *moraux et intellectuels* embrassant toutes les forces de l'âme et de l'esprit.

« L'union et l'harmonie de ces trois ordres de phénomènes caractérisent une organisation complète; et, sous leur influence, s'accomplit tout mouvement vital. S'il survient un dérangement dans quelqu'un de ces phénomènes, soit dans ceux d'un même ordre, ou parmi ceux d'ordres différents, il en résulte toujours des variations et des anomalies dans les phénomènes vitaux, c'est-à-dire des maladies. L'état de santé dépend de l'équilibre ou de l'harmonie qui doit régner entre les propriétés vitales des tissus dans lesquels s'accomplissent les phénomènes de ces trois ordres ; et lorsque cet équilibre vient à être dérangé, pour le rétablir, il faut songer d'abord à augmenter l'activité vitale dans les organes, dont les fonctions se rapportent à celui de ces trois ordres de phénomènes généraux de la vie où l'action est affaiblie.

« Ainsi, quel que soit l'état de santé ou de maladie de l'organisme, on a tort de ne tenir compte que des phénomènes d'un de ces ordres. Il se pourrait alors que l'on négligeât précisément ceux de ces phénomènes dont il conviendrait surtout d'augmenter l'intensité. »

C'est pourquoi LING, selon que l'indication médicale l'exige, admet trois modes différents d'influence sur l'organisme : 1° celle des *agents chimiques*, 2° celle des *agents physiques* et *mécaniques*, et 3° les influences qu'il nomme *dynamiques*, et qui sont ou *morales* ou *intellectuelles*.

Ce peu de mots suffit pour montrer que LING ne veut pas, comme on l'a prétendu, employer exclusivement la kinésithérapie. Il s'est proposé plus particulièrement d'introduire dans la pratique médicale un de ces agents qui jusqu'ici avait été négligé, sinon tout à fait ou-

blié, c'est-à-dire l'emploi des agents mécaniques (1).

(1) Depuis les temps les plus reculés, on trouve, il est vrai,
des traces de l'emploi des agents mécaniques dans la médecine.
Nous ne parlons ici ni des procédés opératoires, ni des mani-
pulations chirurgicales, ni de l'orthopédie. Plus tard nous re-
viendrons sur cette dernière.

Galien parle de frictions de différents degrés. L'ancienne médecine emploie des frictions aromatiques, émollientes, etc., quelquefois même sèches, quoiqu'elle attribue généralement plus
d'importance au remède qu'à la friction. Hufeland, dans son
ouvrage, *l'Art de prolonger la vie*, recommande les frictions
sèches comme un moyen d'hygiène important.

Disons seulement, en passant, que l'on attribue généralement
l'influence *des douches* à leur action mécanique, et que leur emploi se retrouve dans la plus haute antiquité.

L'influence salutaire des voyages sur mer, prescrits contre
les maladies de poitrine, est due, selon l'avis de plusieurs prati-
ciens, autant à l'action mécanique du roulis et du tangage du
navire qu'à la nature de l'air de la mer.

On fait usage de la compression générale dans le cas d'œdéma,
et pour provoquer l'absorption. (Voir le *Dictionnaire des sciences
médicales*, art. COMPRESSION.)

Plus récemment, Sarlandière recommande et donne quelques
indications sur l'emploi d'une sorte de percussion musculaire,
dont il a fait usage contre les douleurs rhumatismales. (*Traité
du système nerveux*, par Sarlandière, 1840.) Cette méthode, ainsi
que celle du *massage*, ont été mentionnées depuis dans le
Traité thérapeutique de Trousseau et Pidoux.

Selon Plutarque, Hérodicus s'est guéri de la phthisie pulmonaire par la gymnastique médicale. On a reproché ensuite à celui-ci d'avoir causé la mort de plusieurs de ses malades qui
n'avaient pu résister à la fatigue des promenades et des courses
trop longues qu'il leur avait prescrites contre les fièvres intermit-

Ling déduit de ces idées une théorie générale pour le traitement des maladies par l'emploi de tel ou tel agent. Aujourd'hui, nous n'avons pas

tentes. Nous avons déjà cité plusieurs ouvrages des médecins anciens, qui recommandent les mouvements comme moyen hygiénique ou thérapeutique.

Dans ces derniers temps, depuis Tissot, par exemple, on voit que tous les médecins qui ont écrit sur la gymnastique, l'ont recommandée comme un moyen hygiénique et même thérapeutique; et, dans ce but, ont prescrit *la marche, le saut, la course, la danse, la chasse, l'escrime, l'équitation, la natation, le jeu de balle et de volant, le jeu de billard, des gestations*, à l'instar des anciens Romains, etc. L'effet de tous ces mouvements si différents est cependant si vague, si compliqué, et enfin jusqu'ici si peu physiologiquement étudié, que leur emploi thérapeutique ne peut qu'être très-restreint et souvent même problématique. Voici ce que dit Ling sur l'emploi de ces sortes de mouvements : « Plusieurs admettent que l'action des mouvements actifs et passifs est toute différente, quoiqu'ils l'oublient dans l'application pratique. Combien de fois n'arrive-t-il pas qu'on laisse au patient le choix de l'exercice, et qu'on lui permette indifféremment de se promener à pied ou en voiture, ou de monter à cheval ! Mais combien n'existe-t-il pas de différence entre ces trois genres d'exercice ! Le premier est tout à fait *actif;* le second tout à fait *passif,* pendant que le troisième est *à la fois actif et passif.* »

Cependant, comme les mouvements ci-dessus, la marche, les jeux de balle, etc., se pratiquent ordinairement en plein air, ils agissent favorablement sur l'hématose, et peuvent en général être considérés comme des jeux d'agrément, utiles à la santé, principalement sous ce rapport.

L'ouvrage français le plus récent sur cette matière, la thèse de M. le docteur Foissac (*De la Gymnastique des anciens comparée avec celle des modernes, sous le rapport de l'hygiène*, Paris, 1838), prouve que plus de quarante ans après que Ling eut adopté l'ap-

besoin de tenir compte de cette théorie, quelque ingénieuse qu'elle soit, attendu que nous connaissons mieux l'étendue des ressources de la

plication des mouvements spécifiques actifs et passifs, on en est resté au même point que les anciens relativement à l'emploi des exercices gymnastiques usuels, au point de vue thérapeutique et hygiénique. A l'appui d'un progrès récent en médecine, relatif à un tel emploi des agents mécaniques, nous remarquons pourtant ce que dit M. Foissac sur les voyages à pied, dans la thèse déjà ciée : *Heureux le médecin qui sait les prescrire à ses malades, en leur épargnant le dégoût et le danger dont tant d'autres indications thérapeutiques ne sont pas exemptes!*

En Orient, et depuis les temps les plus reculés, l'usage journalier du massage, des frictions, des ablutions, des embrocations, est généralement répandu. Les médecins persans combattent la fièvre intermittente par des flagellations. On trouve dans un journal médical anglais la relation d'un amiral (Clarke?) qui s'est complétement guéri de la goutte en se frictionnant avec de petites pièces de bois dont la forme s'adaptait à celle des diverses parties sur lesquelles il voulait agir. Il paraît que ce procédé curatif s'applique avec succès, dans les Indes, contre plusieurs maladies.

Il n'est pas sans intérêt de remarquer que les peuples des contrées méridionales de notre hémisphère ont généralement donné la préférence aux mouvements passifs, tandis que les peuples du Nord ont préféré les mouvements actifs dans leur hygiène ou leur thérapeutique. Il est aisé d'en trouver la raison physiologique et d'en déduire les conséquences. Dans le Nord, on a besoin d'activer la circulation périphérique, d'autant plus que le froid tend à la concentrer et à dérober la chaleur animale ; de là la convenance des mouvements actifs, tels que le saut, la course, le jeu de balle, etc. Dans le Midi, au contraire, où l'on a à combattre cette tendance à l'accroissement de l'exhalation cutanée aux dépens de l'activité intestinale, il faut agir

kinésithérapie. Par sa théorie, LING a été amené à reconnaître que l'emploi thérapeutique des mouvements ne pourrait convenir au traitement des fièvres. Il veut pourtant que l'on ne perde pas de vue l'influence de cet agent dans ces maladies, attendu que la gravitation du sang y exerce une très-grande action.

La kinésithérapie a été employée avec succès contre les prodromes de plusieurs maladies aiguës, par exemple au commencement d'une fluxion de poitrine, d'une angine; dans plusieurs cas d'affections passagères, telles que des coliques, des maux de tête, des indigestions, etc.; ou pendant la convalescence d'une maladie grave. Mais c'est surtout contre certaines maladies chroniques, rebelles à tout autre traitement, que la kinésithérapie a été pleinement efficace. Ainsi elle a été employée contre des hypertrophies, des atrophies, des névroses du cœur et

sur l'absorption veineuse extérieure. De là la nécessité de l'emploi des frictions, des massages, etc.

On voit donc que, depuis l'antiquité la plus reculée, la médecine a senti qu'elle pouvait attendre des secours efficaces de l'action des contractions musculaires et des mouvements passifs. Les tentatives faites à diverses époques par des médecins du plus haut mérite, pour introduire dans leur pratique l'usage de ces divers agents mécaniques, signalent l'absence d'une méthode rationnelle répondant à toutes les indications : c'est une véritable lacune dans les sciences médicales; la kinésithérapie de LING vient la remplir.

des asthmes nerveux; contre des bronchites, des phthisies pulmonaires (au 1er et au 2e degré), des constipations, des diarrhées, des hypertrophies du foie et de la rate, des aménorrhées, des métrorrhées, des blennorrhagies, des chloroses, etc.; contre des congestions cérébrales, des céphalalgies, des migraines, des névralgies, des chorées, des gastralgies, des sciatiques, des douleurs rhumatismales et arthritiques; contre l'hypocondrie, l'hystérie, etc., etc.

Un emploi si général et souvent si heureux de la kinésithérapie ne pouvait rester indéfiniment étranger à l'attention des autorités médicales du pays où cette nouvelle science avait pris naissance; après quarante ans d'épreuves et de succès obtenus par LING(1) et son école, la Société royale

(1) Ling voulait, dès le commencement, que la gymnastique fît partie de l'enseignement médical. Jusqu'ici ce vœu n'a pas encore reçu son accomplissement, et cette nouvelle méthode thérapeutique ne doit ses progrès et ses applications qu'au zèle de quelques hommes dévoués à l'art de guérir, ainsi qu'aux succès qui lui ont mérité la confiance et l'estime des gens éclairés. Voici ce qu'en dit M. le professeur Richter : « Si nous jetons un coup d'œil impartial sur la gymnastique suédoise, nous ne pouvons nous dispenser de lui rendre justice, et de dire que, non-seulement elle est sagement basée sur la physiologie, mais encore qu'elle est en rapport avec la marche progressive des sciences de l'époque..... (De la Gymnastique médicale et nationale en Suède, mémoire lu devant la société des naturalistes et des médecins à Dresde, par H. Richter, docteur et professeur en médecine, 1845.)

des médecins de Stockholm (1) vient enfin, l'an dernier, d'engager M. le professeur Branting à publier les résultats de son expérience, « *dans l'intérêt de la science et de l'humanité.* »

(1) Nous empruntons quelques mots au Journal de Saint-Pétersbourg, du 28 novembre dernier, n° 122, que nous venons de recevoir pendant l'impression de cet aperçu. Ce journal contient une relation de M. le docteur *P. Bogoslovsky*, médecin de Saint-Pétersbourg, concernant l'emploi de la gymnastique médicale dans cette ville, sous la direction de M. de Ron, élève de l'école de Ling.

. . . .

« Le succès avec lequel plusieurs malades, particulièrement des médecins de ma connaissance, avaient suivi le cours de gymnastique, m'a encouragé à en faire l'essai dans une grave maladie dont j'étais affecté. Je n'entrerai pas ici dans de minutieux détails sur mon indisposition ; il me suffira de dire que, pendant une trentaine d'années, j'ai été constamment plus ou moins incommodé par les hémorroïdes, auxquelles se joignaient parfois une violente hémoptysie, une toux opiniâtre et un asthme pénible ; en un mot, j'étais réduit à un état passablement alarmant.

« L'abandon de mes occupations et un climat plus favorable étaient ma dernière ressource. Ce fut dans cette extrémité que j'eus recours à la gymnastique médicale. On commença par m'attirer le sang vers les reins, ensuite dans les jambes et dans les bras ; mes muscles s'animèrent d'une activité nouvelle ; et, dans l'espace d'un mois, la toux et l'asthme avaient entièrement disparu ; je sentis renaître mes forces ; et, dans ce moment, je me porte mieux que jamais. Ce n'est pas par l'expression de ma reconnaissance, mais par l'exposition des faits que je veux prouver au public si j'apprécie à leur juste valeur les effets de la gymnastique médicale. Ayant eu occasion, dans le cours d'une

En outre, M. le Dr *Huss* relate des cas de guérison d'angines tonsillaires par cette méthode,
dans le *Compte rendu de la Clinique médicale à
l'hôpital des Séraphins à Stockholm*, 1842-43.
M. le docteur *Liljewalck*, dans son *Rapport
sur le traitement des maladies vénériennes à*

année, de faire mes observations sur les malades de l'établissement de M. de Ron, je me fais un devoir de publier le
résultat des notes que j'ai prises sur un sujet tout nouveau
pour nous.

« Je commencerai par dire que la médecine et l'humanité
souffrante ont tout lieu de se féliciter de ce nouveau remède, à
en juger par les cas nombreux de guérison heureuse qu'il a
produits.....

. . . .

« Dans le cours de mon traitement, j'ai rencontré des personnes de tout âge, des enfants et des vieillards. Les unes ont
été délivrées de longues souffrances, ou bien ont obtenu quelque soulagement; les autres se félicitent du retour de leurs
forces et de leur santé. Les hémorroïdes de tout genre, l'hypocondrie, l'atonie, la névralgie, les spasmes, les maux de tête,
l'insomnie, la paralysie de différents membres du corps, la
prédisposition à l'apoplexie, la disproportion du sang noir
avec le sang rouge, etc., etc., voilà à quoi s'applique ce traitement.

« Je me suis contenté d'énumérer les maladies que fait disparaître la gymnastique médicale; j'abandonne à d'autres personnes, qui en ont éprouvé l'utilité, le soin de familiariser le public avec ce sujet si digne de l'attention générale, par un exposé
détaillé de divers cas de traitement. C'est aux journaux de
médecine et aux hommes de l'art à en faire la description. »

l'hôpital de la Garnison de Stockholm, 1841, dit, p. 8 :

« Dans vingt-trois cas d'urétrites, dont plusieurs compliqués de rétrécissement , on a employé avec succès des percussions appliquées de haut en bas sur l'os sacrum, pendant que le malade se tenait debout, les jambes écartées (*Motgrenst. Korsbenshackning*.) Pendant ce traitement, il faut éviter que le malade ne s'expose à une grande fatigue, qui ferait affluer le sang vers le bassin, et, par conséquent, concourrait à augmenter l'inflammation. Cependant on n'interdit pas l'usage de la promenade, comme on le fait dans le traitement ordinaire de ces maladies. *Dans quinze des cas* ci-dessus, il n'a fallu d'autre traitement que des percussions, qui ont amené la guérison plus promptement que l'emploi des moyens ordinaires. Dans les huit autres cas, au contraire, le rétablissement n'a pas été complet. Peut-être (dit-il) cela tient à ce que l'on avait négligé dans l'hôpital quelques mouvements indispensables, selon les préceptes de LING. M. Liljewalck croit surtout que le mouvement de tremblement imprimé au périnée (1) aurait pu remplacer les médicaments

(1) L'emploi de ce mouvement (Perinæiskakning) appartient plutôt à l'époque chronique de ces maladies. Au reste, le fait de la guérison de deux tiers des malades soumis à ce traitement

révulsifs internes, auxquels il a été obligé d'avoir recours dans ces derniers cas (1). »

Plus on acquiert de connaissances précises en physiologie, c'est-à-dire mieux on connaît le mécanisme des phénomènes vitaux, plus on est convaincu de l'influence et de l'importance de l'emploi des agents mécaniques dans le traitement des maladies.

Partant du principe qu'il importe d'abord de connaître parfaitement l'effet physiologique de l'agent qu'on se propose d'employer, nous allons présenter un court résumé de ce que nous avons dit dans le chapitre précédent sur l'action des mouvements spécifiques actifs et passifs.

Jetons d'abord un coup d'œil sur la situation et la texture des muscles, considérés au point de vue de leur excessive vascularité et de leur

est d'autant plus remarquable qu'elle a été obtenue par un seul mode de mouvement, et nonobstant l'exclusion de tout mouvement dérivatif actif, aussi bien que des mouvements passifs, dont l'action se porte sur les glandes inguinales, sur les ramifications des *nerfs vaso-moteurs* et les plexus veineux des organes génitaux.

Si l'on se propose d'essayer l'emploi de la kinésithérapie, il serait à désirer qu'elle fût pratiquée selon les préceptes de la méthode employée jusqu'ici dans l'Institut central de Stockholm, soit relativement au choix et au nombre des mouvements, soit relativement au mode d'exécution.

(1) Voir cette citation dans le mémoire précité de Richter.

relation avec les autres organes, par l'intermédiaire des nerfs et du sang. Indépendamment
de la destination de chaque muscle pour faire
mouvoir les parties auxquelles il s'attache, et
pour concourir à d'autres usages, tels que la
formation des parois des diverses cavités, etc.,
ils constituent au tronc une sorte de gangue
dans laquelle se développe un vaste réseau capillaire sanguin, intermédiaire à celui de la peau
et à celui des membranes muqueuses gastro-pul-
monaire et génito-urinaire. Les influences diverses
qui résultent des contractions de chacun de ces
muscles, plus ou moins voisins d'un organe interne (malade ou intègre), doivent donc réagir
différemment sur ces organes.

Par le fait de la compression de leurs radicules
artérielles, au moment même et pendant la durée
de la contraction, et en raison de leur extrême
vascularité, les muscles font refluer vers les organes plus ou moins éloignés une masse de
sang proportionnée à la capacité de leur système capillaire (1). Quand la contraction cesse,
le sang, au contraire, se porte aussi bien aux
tubules nerveux et au réseau capillaire destiné

______

(1) De là les vertiges, les congestions cérébrales, les palpitations qu'éprouvent, au moindre mouvement actif, les personnes
sujettes à ces sortes d'affections; de là l'accélération de la respiration par la course, le saut, etc.

à ces fibres, qu'aux fibres musculaires, qui viennent de se relâcher et d'y distribuer les matériaux de la nutrition. Il faut donc apprécier non-seulement quelles fibres musculaires on met en contraction, mais encore la quantité de ces fibres, pour occasionner ce mouvement de va-et-vient du sang, selon la capacité qu'ont les organes internes de recevoir une plus ou moins grande quantité de ce fluide. Or, après cette stase passagère, la réaction qui lui succède immédiatement doit produire une influence stimulante sur ces organes.

D'un autre côté, si l'on considère que, dans les membres, les grands troncs vasculaires et nerveux qui s'y portent, distribuent principalement leurs ramifications dans le tissu des muscles et dans celui des organes passifs du mouvement, on comprendra toute l'importance d'un accroissement d'activité dans ces parties (1).

(1) Ainsi, l'effet de certains mouvements actifs peut au moins équivaloir à celui des dérivatifs employés en médecine ordinaire, dans les maladies chroniques : tels que sinapismes, vésicatoires, bains de pieds à l'eau bouillante, sétons, etc.

En outre, un des avantages de la kinésithérapie est de permettre au praticien d'accroître à son chóix l'absorption veineuse dans la partie malade, pendant qu'il augmente la circulation artérielle dans une partie plus ou moins éloignée; elle est, sous ce dernier rapport, bien autrement puissante que la thérapeutique ordinaire, qui, dans une foule de cas, ne peut

Nous savons déjà que les mouvements actifs, en général, accroissent la vitesse du courant centrifuge du sang, ainsi que l'activité de la nutrition; nous savons aussi que les mouvements passifs, au contraire, accroissent et favorisent l'absorption veineuse. Toutefois il est bon de remarquer que ces mouvements, dans certaines conditions, excitent le *principe réflexe* des nerfs cutanés, et qu'ils peuvent ainsi accroître ou régler l'action physiologique d'un organe intérieur quelconque.

Par tout ce qui précède, on comprend facilement que les mouvements spécifiques actifs et passifs peuvent être employés selon deux méthodes différentes : *la méthode directe* et *la méthode indirecte*.

Selon la *méthode directe*, on emploie des mouvements actifs dans les cas d'atrophie ou d'anémie; et des mouvements passifs quand il se présente des cas d'hypertrophie ou d'hypérémie d'un organe quelconque. Selon la *méthode indirecte*, on dirige les mouvements vers les parties avec lesquelles l'organe souffrant a les rapports les plus intimes. On emploie alors des mouvements actifs pour provoquer plus rapidement

provoquer ces phénomènes, ni trouver leurs équivalents dans le simple repos.

l'échange des molécules et la consommation plus prompte du fluide organisateur dans les parties éloignées de l'organe attaqué; l'on fait usage de mouvements passifs pour provoquer un accroissement d'absorption dans une partie voisine, et l'on détermine ainsi une réaction sur l'organe souffrant.

En employant toutes ces ressources, la kinésithérapie peut donc provoquer un renouvellement continuel des particules élémentaires du corps, et y opérer une sorte de *mue*, aussi bien d'un organe dans l'état hygide que dans l'état pathologique (1), par l'accélération du travail organique de composition et de décomposition, dont la fin est le remplacement de toutes les molécules des tissus vivants.

En outre, ce mode de traitement n'est pas interrompu par la cessation des mouvements qui le constituent; mais c'est alors que ses effets se font sentir le plus souvent par une salutaire réaction.

Dans l'application de la kinésithérapie, LING

____

(1) On ne doit pas attendre ici de plus amples explications concernant l'influence de ces mouvements *sur les différents tissus* de l'organisme. Il est à espérer que l'observateur zélé qui est maintenant à la tête de la nouvelle science en Suède, nous fera prochainement connaître ses remarques sur ce sujet intéressant.

ne perdait jamais de vue la loi fondamentale de l'unité de l'organisme. Ainsi, à une congestion cérébrale, il opposait des mouvements dérivatifs sur les jambes et sur les pieds, ou bien il déterminait l'afflux du sang vers les organes du ventre ou du bassin; ou bien enfin, par des mouvements appropriés, il augmentait l'action des vaisseaux absorbants de la tête. Dans les déviations de la colonne vertébrale, ou contre d'autres difformités causées par le défaut d'équilibre de l'action musculaire, il augmentait l'activité dans les muscles antagonistes de ceux qui étaient trop développés, etc. (1).

Le génie et l'esprit observateur de LING lui suggéraient des moyens nouveaux toutes les fois que le besoin l'exigeait, et la sagacité avec laquelle il savait approprier l'espèce de mouvement convenable à l'indication qui se présentait, constituait chez lui une sorte de divination de son art, qui suppléait à l'état d'imperfection des sciences physiologiques et biologiques de son

____

(1) Ces principes sont tout à fait d'accord avec ce que dit l'illustre fondateur de l'anatomie générale : « Une somme déterminée de force est répartie en général dans l'organisme : or cette somme doit rester toujours la même, soit que la distribution ait lieu également, soit qu'elle se fasse avec inégalité; par conséquent, l'activité augmentée d'un organe suppose nécessairement l'inaction des autres. » (Bichat, *Recherches sur la vie et la mort.*)

temps : aussi a–t-il laissé à ses élèves des formules de mouvements tellement variées et nombreuses, qu'il faudra de longues années pour les étudier, les expliquer, et les classer dans le domaine de la physiologie et de la thérapeutique.

M. le professeur Branting, digne élève et successeur de Ling, a le mérite d'avoir comblé plusieurs lacunes que son maître avait laissées dans sa doctrine, et d'avoir créé une classification des mouvements actifs et passifs, ainsi qu'une terminologie ingénieuse et caractéristique, qui facilite l'étude et l'emploi de ce nouveau système.

Le traitement d'une maladie par la kinésithérapie se compose de plusieurs mouvements (de 6 à 16), dont la nature et le mode d'action diffèrent, et qui doivent être en rapport avec la constitution, l'âge, le sexe et la nature de la maladie du patient.

On doit surtout tenir compte des effets différents qui résultent de l'emploi successif ou simultané des diverses sortes de mouvements accomplis dans la même partie ou dans des parties différentes. A ce sujet, on a fait, dans ces derniers temps, à l'Institut central de Stockholm, des observations pleines d'intérêt, mais qu'il serait trop long d'énumérer ici.

La durée du traitement varie selon la maladie et selon plusieurs autres considérations. Souvent il suffit, pour guérir une affection chronique, de six semaines à deux mois, comme il peut arriver que ce traitement se prolonge quelquefois jusqu'à six mois et même au delà.

Pendant ce temps, le traitement doit être modifié selon l'indication ; lorsqu'on s'aperçoit qu'un mode de mouvements, répété pendant vingt-cinq à trente jours, perd généralement de sa vertu, on lui en substitue un autre, qui doit être en rapport avec les changements survenus dans l'état du malade, et l'on répète selon les circonstances ce changement de modes de traitement.

Les séances sont quotidiennes, et durent de une à deux heures. Rarement il est nécessaire de les répéter le même jour. En outre, on ne doit jamais négliger l'emploi des moyens diététiques et hygiéniques ordinaires, convenablement appliqués et observés pendant toute la durée du traitement.

Nous ne nous étendrons pas davantage sur la théorie de la kinésithérapie. Il est plus important de faire connaître quelques-uns des cas dans lesquels cette méthode a été employée à l'Institut royal et central de gymnastique à Stockholm. Avec l'autorisation de notre excel-

lent ami , M. le professeur Branting , nous citerons un extrait de ses discours et de ses comptes
rendus à diverses séances publiques de cette
institution (1).

« (1842) Dans le cours de l'an dernier, on
a fait plusieurs observations importantes qui
viennent à l'appui du système de la kinésithérapie. On a constaté par des essais répétés une
augmentation d'activité dans les veines et les
vaisseaux lymphatiques de la trachée-artère, à
la suite d'un mouvement qui consiste dans des
vibrations latérales de cet organe, qui s'opè-
rent avec la main du haut en bas, en exerçant
une légère pression sur les parties latérales , et
en dirigeant les doigts sur la veine thyroïdienne
supérieure.

« Au contraire, lorsque le mouvement est

(1) Les limites que nous nous sommes imposées dans ce travail ne nous permettent pas d'énoncer la nomenclature détaillée
des termes techniques proposés par M. Branting, non plus que
la liste des mouvements primordiaux du système de Ling; et,
de plus, le génie de la langue française ne se prêtant pas, comme
la langue suédoise, à la construction de nouveaux mots par
l'union des radicaux, nous nous bornerons à donner une
courte description des mouvements dont parle M. Branting, en
mettant en regard la dénomination suédoise propre à chacun
d'eux. Nous croyons devoir prévenir aussi que, dans certains
cas où M. Branting a employé l'expression *gymnastique médicale* , nous nous sommes permis de lui substituer celui de
kinésithérapie.

effectué de manière que les muscles antérieurs du cou soient mis en contraction, on obtient un résultat opposé; alors l'activité des
artères de la trachée est augmentée, c'est-à-
dire que le renouvellement des diverses parties
de cet organe s'effectue par ce moyen plus
énergiquement. Plusieurs maladies de la trachée, sans lésions organiques, quoique de différents caractères, ont cédé en peu de temps à ce
traitement.

« Plusieurs formules de mouvements appropriés aux organes de la respiration ont agran-
di le domaine de la kinésithérapie : une d'elles
(*Spaennstrykning*) (1) est particulièrement remarquable. Ce mouvement, qui occasionne un
effet rapide et profond, facilite à un haut degré la circulation dans les organes de la cavité
thoracique. Dans plusieurs cas compliqués de
symptômes de suffocation par l'engorgement
des poumons, ainsi que dans quelques autres
affections graves de la poitrine, ce mouvement
a presque immédiatement rétabli la circula-

(1) Ce mouvement consiste en frictions assez fortes et répétées sur les parties latérales de la poitrine du malade ; elles se
font de bas en haut jusqu'aux coudes, le patient ayant les avant-
bras fixés derrière la tête. De cette manière, sa poitrine est
dilatée en même temps que tendue par le médecin, qui, en faisant la friction, se tient debout derrière lui. Le malade est assis,
et ses genoux sont fixés par un aide.

tion normale, ou du moins il a calmé les douleurs.

« Pour presque tous les mouvements passifs, comme pour celui-ci, on n'a besoin d'aucun appareil. C'est ici le lieu de faire observer qu'un appareil, quelque perfectionné qu'il puisse paraître, ne répondra jamais qu'imparfaitement à toutes les nuances de tact, souvent si délicates, qui distinguent les mouvements du praticien. Tout l'appareil de la gymnastique doit être représenté par la main du médecin. L'ignorance complète d'une gymnastique vraiment physiologique, où chaque mouvement doit être bien connu dans tous ses modes, a pu seule suggérer l'idée de faire usage d'un matériel compliqué ; mais, quelque ingénieux qu'en soit le mécanisme, il sera toujours impuissant à rétablir l'harmonie dans l'organisme humain.

C'est par cette raison que l'on emploie rarement des appareils d'après la méthode de LING, et seulement dans les cas où une plus grande fixité dans le *point de départ* est nécessaire au mouvement.

« Les formules des mouvements qui sont appropriés aux organes de l'abdomen se sont aussi multipliées. En général, ces mouvements sont si différents, et ils ont des effets si déterminés, qu'ils se distinguent parfaitement les uns des autres.

« En voici quelques exemples :

« Dans les cas d'engorgement du foie, si l'on applique un mouvement de tremblement en même temps qu'une pression sous les fausses côtes à la partie droite du corps, les muscles du ventre ayant été préalablement mis en état de relâchement complet par la position du malade, on obtient une réduction de la masse de l'organe affecté. Il s'est présenté des cas où le foie, parvenu à un volume considérable, a été réduit, par l'effet de ce mouvement, à son état normal.

« Une jeune personne du Wermland se faisait traiter par la kinésithérapie pour une maladie très-avancée du foie, et qui persistait depuis plusieurs années, compliquée d'ascite, d'hydrothorax et d'anasarque. Sa respiration était excessivement gênée ; le moindre mouvement provoquait subitement des suffocations, et l'épuisement des forces vitales était parvenu à un degré alarmant. Après trois mois de traitement à l'Institut central, l'état de la malade n'offrait aucune amélioration sensible. Le seul soulagement qu'elle éprouvât était une diminution d'*oppression*. Je lui conseillai vainement de recourir à d'autres moyens curatifs. Elle voulut

6

continuer le traitement kinésithérapeutique, et fut soumise, entre autres mouvements, à ce mouvement de *tremblement infra-costal*. Au bout d'un mois, le foie avait notablement diminué; la respiration était libre, la poitrine ainsi que l'abdomen étaient entièrement dégagés, et la malade s'est parfaitement rétablie.

« L'effet physiologique des frictions en courbes concentriques, appliquées des deux côtés et le long de l'abdomen, n'avait pas été exactement constaté, malgré les observations répétées depuis plusieurs années. Comme la solution de cette question dépendait seulement d'un changement dans le point de départ du mouvement, on était exposé à confondre les divers effets qui se manifestaient à la suite de ces frictions. Le fait est que, si les extrémités supérieures sont étendues verticalement et fixées, pendant que le mouvement s'opère, il en résulte dans les vaisseaux de l'abdomen une action opposée à celle qui se manifeste quand les bras sont pendants le long du corps. Dans le premier cas, cette friction opère une diminution de la quantité du sang dans les parois du ventre, et un surcroît d'activité dans les artères des intestins. Dans le dernier cas, au contraire, la friction détermine une augmentation de circulation dans les muscles des parois antérieures de l'abdomen et une absorption plus active dans les intestins (1).

« Un mouvement de tremblement appliqué sous les fausses côtes de la partie gauche du corps, dans la direction de *bas en haut* et de *dehors en dedans*, agit sur la membrane musculaire de l'estomac, ou bien opère une diminution dans la sécrétion des fluides gastriques.

« Si l'on applique une friction anguleuse, de *bas en haut*, sur le côté droit de l'abdomen, puis transversalement d'un hypocondre à l'autre, et de *haut en bas* sur le côté gauche, suivant la direction du gros intestin, il en résulte des contractions également réparties dans les diverses parties de cet intestin. Il faut pourtant alors que le corps soit dans une position telle, que les

(1) On pourrait expliquer ces faits par la théorie des phénomènes excito-moteurs; en effet, dans le premier cas, où les parois abdominales sont tendues, la transmission de la friction sur les intestins étant empêchée, le principe réflexe se transporte, par les *tubules nerveux sensitifs*, de la région abdominale sur les *tubules nerveux moteurs* des intestins, et y détermine le mouvement péristaltique, d'où il résulte plus d'activité dans les organes digestifs. Dans le second cas, au contraire, où les parois abdominales sont relâchées, le mouvement peut se transmettre sur les intestins directement, et y déterminer l'action immédiate de la friction, c'est-à-dire l'augmentation de l'absorption veineuse. Ces différents modes d'expliquer l'effet de ces deux mouvements n'ôtent rien à la valeur et à l'exactitude de l'observation de M. Branting.

6.

parois abdominales se trouvent tout à fait dégagées.

« Des frictions rectilignes sur les deux côtés du pharynx, dirigées de manière que les nerfs moteurs de cet organe soient influencés, font cesser les contractures spasmodiques de l'œsophage. Un cas semblable a été dernièrement traité avec succès chez un malade qui, pendant plusieurs années, avait été obligé de ne prendre que des aliments liquides.

« Dans les derniers temps, on a introduit dans notre pratique différents mouvements, qui agissent directement sur les contractions et sur les autres fonctions du cœur. Parmi ces mouvements, on en distingue un, qui soumet la poitrine à une espèce de vibration, en même temps que cette partie du corps est légèrement ramenée en avant par le médecin.

« Ce mouvement a fait cesser, souvent au bout de quelques secondes, cette sorte d'évanouissement qui se présente si fréquemment dans les cas de perturbations des fonctions du cœur.

« Dans le groupe de formules des mouvements qui agissent sur les veines du cerveau, une friction d'avant en arrière, le long des sinus longitudinal et transversal, mérite d'être mentionnée particulièrement. Les effets de ce mouvement sont très-curieux. Il produit non-seulement une contraction dans les téguments du crâne, mais cet effet se prolonge aussi le long de l'épine dorsale, où il excite en même temps un sentiment de frisson. Ce mouvement a été employé avec le plus grand succès dans différents cas de congestions cérébrales.

« Différentes difformités de la taille ont été traitées de la manière la plus satisfaisante, sans qu'on ait eu recours aux corsets, aux lits d'extension, ni à d'autres appareils orthopédiques. Ces nombreuses cures, dues aux seuls procédés kinésithérapeutiques, et en n'y consacrant qu'une heure par jour, prouvent que cette méthode ne demande pas un huitième du temps qu'exige l'orthopédie, pour opérer quelque changement par ses extensions et ses compressions (1). Pour qu'un traitement par la gymnastique pût avoir

(1) Ce n'est point ici le lieu d'examiner quelle est la véritable cause des difformités de la taille ; nous ne rechercherons donc pas (avec Stromeyer) s'il faut les attribuer à la paralysie des muscles inspirateurs, ou bien (avec Guérin) à une innervation inégalement augmentée qui détermine des contractions et rétractions de certains muscles ; nous dirons seulement quelques mots sur le traitement de ces maladies, pour lesquelles il semble qu'on se soit complu à inventer des méthodes et des appareils absurdes, depuis les temps de l'enfance de l'art jusqu'à ce jour.

« Chercher à repousser une portion courbée de l'épine, en

des résultats si favorables, il faudrait qu'on tînt
minutieusement compte de tous les caractères
de la difformité ; cependant on rencontre des

exerçant sur elle une violente pression, n'est certainement pas
une idée nouvelle; car Hippocrate, en parlant de la courbure
en arrière, conseille de faire coucher le malade à terre sur le
ventre, puis de monter dessus et de repousser l'épine en avant.
Celse (*Celsi medicina*, libr. 7, cap. 14) convient que ce procédé
peut réussir, surtout lorsque la déviation est légère et récente.
Dans le siècle dernier, au rapport de Levacher, un médecin de
la Faculté de Montpellier fit de cette idée le sujet d'une méthode qu'il exécutait, tantôt avec des presses à linge, d'autres
fois au moyen de l'action puissante de crics. Il paraît même qu'il
parvint à obtenir quelque vogue, et qu'il trouva des dupes dans
les rangs les plus élevés de la société; car on cite une dame de
l'ancienne famille des Montmorency qui eut le courage de se
laisser torturer par ces moyens absurdes et cruels, et qui paya
cher cette aveugle confiance, puisqu'elle mourut quelque temps
après. » (Voir Lachaise, *Précis physiologique sur la courbure de la
colonne vertébrale*, Paris, 1827, p. 112, 113.

On pourrait dire que ce peu de mots renferment toute l'histoire de l'orthopédie; mais il est juste de reconnaître que le
progrès de la science a introduit quelques améliorations dans
cette méthode.

Si l'incurvation de la colonne vertébrale est le résultat de la
carie et de l'ankylose d'une ou de plusieurs vertèbres, aucune
extension, soit linéaire, soit sigmoïde, ne peut rétablir l'état
normal; et alors un tel traitement est d'autant plus irrationnel
que la difformité est le plus souvent causée par une diathèse
scrofuleuse qui, dès le commencement, réclame une tout autre
méthode curative. Si, au contraire, il faut chercher la cause
de l'incurvation dans une perturbation des fonctions du système musculaire, le traitement orthopédique est d'autant
plus impuissant à la rétablir qu'il faut, pour y parvenir,

cas où la gymnastique, la ténotomie et l'orthopédie sont impuissantes. Une jeune personne

augmenter l'innervation dans les muscles affaiblis; résultat
qui ne peut être provoqué ni par l'extension permanente de la
colonne vertébrale, ni par des pressions latérales plus ou moins
répétées.

Nous avons déjà parlé de l'influence de la loi de gravitation
sur le sang en général. Cette influence est encore plus considérable dans un traitement orthopédique, qui dure ordinairement
plusieurs années, pendant lesquelles le malade reste presque
toujours dans la même position, et comme enchaîné dans les
appareils qu'on lui applique sur les hanches, autour du cou,
sans parler des diverses pressions exercées sur sa poitrine, sur
ses épaules, etc. La circulation musculo-cutanée et celle des
extrémités ainsi gênée, le sang se porte vers les organes internes,
en y déterminant des congestions, des dilatations veineuses,
même des varices. Voilà pourquoi on rencontre si souvent, à la
suite d'un traitement orthopédique, des affections organiques,
des hémoptysies, des hypertrophies du cœur, des congestions
cérébrales, etc.; affections qui, généralement, ne se sont révé-
lées que vers la fin du traitement. Au lieu de ne considérer les
lits à extension que comme des moyens auxiliaires et complé-
mentaires, puisque l'extension du rachis est toujours une opé-
ration grave (voir, page 285, *Archives générales de médecine*,
1825, compte rendu de la séance où a été discutée cette question à l'Académie royale de médecine de Paris), on a même
basé tout le traitement de ces maladies sur l'action de ces lits;
et les bains, les douches et la gymnastique n'ont été considérés
que comme des moyens accessoires; même, selon l'opinion de
presque tous les orthopédistes, l'emploi de ce dernier moyen
retarderait la cure.

Comme ce fait est entièrement contraire à l'expérience que
nous avons acquise à l'école de Ling, depuis une vingtaine d'années, il faut, ou que cette gymnastique ait été fort mal adminis-

avait fait usage continuellement, pendant trois années, du lit orthopédique, dans l'un des instituts les plus célèbres de l'Allemagne. Au commencement du traitement, la déviation de la

trée, ou qu'elle n'ait pas eu assez d'influence pour neutraliser les effets nuisibles des lits à extension. Il n'y a qu'un traitement rationnel et infaillible pour ces sortes de maladies, surtout s'il est employé au commencement d'une déviation morbide de l'épine, et ce sont les mouvements spécifiques.

L'orthopédie, telle qu'elle existe de nos jours, n'est qu'un emploi vicieux des agents mécaniques : peu soucieuse des lois de la vie, elle préfère des effets violents, des appareils et des machines aux mouvements rationnels du corps. Selon Ling, les appareils orthopédiques ne sont applicables qu'aux membres, et cela seulement dans des cas exceptionnels.

Ajoutons encore un fait qui vient confirmer ce que nous venons de dire sur ce mode de traitement.

Nous lisons dans le journal du soir de Stockholm (n° du 10 avril 1847) le passage suivant, extrait du Compte rendu des travaux de l'Institut royal et central de Stockholm, par M. le professeur Branting :

« Qui pourrait croire qu'une constriction, même légère, exer-
« cée par un ruban sur un membre, une jarretière, par exemple,
« puisse devenir la cause de souffrances de longue durée? et
« pourtant, quoiqu'on attache bien peu d'importance à cette
« pression, voici un fait qui prouve combien on a tort de ne pas
« y faire attention.

« Il y a quelques mois, je fus consulté par deux dames qui se
« plaignaient de douleurs vives dans les tempes, et qui, depuis
« leur enfance, souffraient du froid aux pieds. — Elles se soumi-
« rent à un traitement qui avait pour but d'attirer le sang arté-
« riel vers les extrémités inférieures. Trois semaines s'étaient
« écoulées sans que ce traitement eût produit aucun résultat ap-
« préciable ; les pieds continuaient à être froids. Je supposai, bien

taille était peu sensible; et pourtant, après ce laps de temps, on ne remarquait presque aucune amélioration. Mais, par contre, plusieurs fonctions des organes de la digestion avaient été dérangées ; toutes les fois que la malade essayait de se débarrasser du corset, elle ne pouvait se soutenir, et elle éprouvait en même temps, au milieu de la poitrine, une vive douleur. Sa sœur, plus contrefaite et d'une constitution plus faible, se fit inscrire pour un traitement gymnastique à l'Institut central, et sa difformité fut guérie en moins de trois mois.

« En général, on est frappé du changement subit qui se manifeste chez les sujets vigoureux, surtout quand la difformité dont ils sont at-

« à tort, que les mouvements avaient été mal exécutés; en consé-
« quence, je fis appliquer un traitement encore plus actif, afin
« d'accroître l'*artériosité* dans les extrémités inférieures ; mais je
« n'en obtins pas plus de succès. Le hasard, plutôt que la ré-
« flexion, me fit demander aux malades si aucun ruban n'était
« appliqué à leur jambe; et, en effet, elles s'en servaient pour
« jarretières. Aussitôt qu'elles les eurent ôtées, les mouvements
« gymnastiques commencèrent à produire l'effet qu'on en atten-
» dait, les pieds recouvrèrent leur chaleur normale, et, en peu
« de temps, les maux de tête disparurent.

« Si un simple ruban peut causer des indispositions, dont les
« conséquences auraient pu être très-graves, que ne peut-on
« pas attendre de l'usage des corsets ! »

Nous ajouterons : que n'avons-nous pas à redouter des lits à extension et autres appareils orthopédiques !.... »

teints n'est pas le résultat d'altérations profondes des textures.

« En présence des naturalistes et des médecins scandinaves assemblés à Stockholm l'été dernier, l'Institut a signalé, entre autres, un cas où la courbure très-prononcée de la colonne vertébrale avait été, en moins de trois semaines, parfaitement ramenée à la position normale.

« Plusieurs cas de congestions cérébrales, caractérisés par des vertiges, des maux de tête, des tintements d'oreilles, des turgescences des vaisseaux de la face, des pulsations douloureuses dans les tempes, des absences de mémoire, des nausées, des insomnies, etc., ont été guéris, souvent même en peu de temps. Nous citerons ici un malade qui, selon toutes les apparences, avait des tubercules dans l'un des hémisphères du cerveau ; affection qui, pendant plusieurs années, lui avait causé des douleurs violentes et périodiques.

« Il fut d'abord traité par des mouvements dérivatifs, ensuite par des percussions circulaires, légèrement appliquées avec la main sur la partie supérieure de la tête.

« Ce dernier mouvement a fait cesser la céphalalgie, la chaleur excessive, les pulsations douloureuses et continuelles, ainsi que les accès de convulsions et les vertiges. La céphalalgie cède souvent en peu de temps à un traitement kinésithérapeutique dans lequel on peut faire usage de différents modes de mouvements, et dont les (*Knäst. Ryggfällning*) (1) et (*Sittande mothjesstrykning*)(2) sont les plus efficaces.

« Deux cas graves d'hypocondrie se sont présentés pendant l'année. Dans chacun de ces cas, le malade souffrait beaucoup et était obsédé d'idées fixes. On a employé d'abord des mouvements excitants aux extrémités inférieures et sur la région sacrée ; ensuite le traitement a été dirigé sur le sinus veineux de la tête. Après trois ou quatre mois, ces malades se sont trouvés dans un état de santé parfaite.

Des hémorragies chroniques du nez très-abondantes, suivies d'un afflux de sang à la face,

(1) Pour se soumettre à ce mouvement, le malade doit se tenir à genoux sur un plan élevé, les bras placés sur les épaules de deux médecins qui sont, l'un à sa droite, l'autre à sa gauche, et qui tiennent chacun une main sur la partie antérieure des épaules du patient et l'autre sur l'os sacrum. En soutenant de cette manière le malade, les médecins le font pencher peu à peu en avant jusqu'à une inclinaison de 45°. Le malade, qui reste toujours à genoux, lutte pour reprendre sa première position contre la résistance modérée que lui opposent les kinésiarques.

(2) Ce mouvement consiste dans une friction faite du bout des doigts par le médecin, depuis le front jusqu'à l'occiput, et depuis les apophyses mastoïdes à l'occiput, suivant ainsi le trajet des sinus longitudinal et transverse de la dure-mère.

occasionnées par une faiblesse dans le système sanguin, ont cédé à un mouvement de tremblement appliqué à la partie supérieure de la racine du nez, ou bien tout simplement en recommandant au malade de tenir ses bras élevés et roides au-dessus de la tête pendant quelques minutes.

« On pourrait citer nombre d'exemples pour prouver jusqu'à quel point la médecine mécanique peut accroître la capacité des poumons et agrandir les diamètres du thorax.

« Un jeune homme de vingt-trois ans s'est présenté il y a quelque temps chez moi; il se plaignait d'un poids insupportable et d'une fatigue extrême dans la poitrine. Il était d'une complexion grêle et maladive. Sa poitrine était étroite et déprimée, ses hanches larges et saillantes. Il paraissait probable que la gymnastique ne pourrait opérer qu'au bout de quelques années la formation d'une seule fibre musculaire dans une organisation aussi délicate. J'engageai cependant le malade à mesurer sa poitrine; et comme l'oppression dont il souffrait demandait un traitement dérivatif du cœur et des poumons, on le soumit à des mouvements qui mettaient en activité les muscles externes du thorax. Au bout de trois jours de traitement, quand l'oppression était déjà passée, le malade ayant eu l'idée de mesurer de nouveau sa poitrine, il trouva que sa première mesure était trop courte d'un pouce. Il crut d'abord s'être trompé; mais, s'étant de nouveau mesuré quelques jours après, il put se convaincre que le diamètre de sa poitrine s'était réellement accru, et en effet, dans l'espace de huit jours, le périmètre de son thorax s'était accru d'environ trois pouces (1).....

« (1844) Si l'on exerce une pression assez vive, qui se dirige vers les parties supérieure et postérieure du pharynx, en le portant un peu en

(1) C'est surtout contre les maladies des poumons que le traitement kinésithérapeutique a obtenu ses plus beaux résultats. Ils sont conformes à la théorie de Maissiat, qui dit, en parlant de la phthisie pulmonaire qui fait périr une si grande fraction du genre humain : « La phthisie pulmonaire serait produite (en cause seconde) par le silence et le repos du corps, principalement dans l'enfance; la locomotion, l'effort de la parole et l'exercice de la voix, en seraient les moyens préventifs sûrs : tel en serait encore le remède, s'il est employé à temps; bien entendu avec les conditions naturelles, fortifiantes, de l'alimentation choisie, succulente, de l'influence du grand air et du soleil.... » (*Études de physique animale*, p. 272-73.)

On a tout lieu d'espérer qu'on a trouvé, dans les agents mécaniques employés selon la méthode de Ling, un moyen de guérir la plupart des maladies de poitrine, pourvu qu'elles soient prises à temps, comme on en a trouvé le diagnostic rationnel par l'emploi des lois physiques, selon Laënnec et Auenbrügger, par le stéthoscope et le plessimètre. Pour nous, trop de résultats heureux nous ont frappé dans l'emploi de la kinésithérapie contre ces maladies, pour que le doute, à cet égard, nous soit encore permis.

avant, l'action se transmet sur les filaments sensitifs des nerfs de cet organe et en même temps sur ceux du nerf pneumo-gastrique. L'action se transmet ensuite, par le principe réflexe, sur les filaments moteurs des nerfs du pharynx. Des contractions spasmodiques et des névralgies de cet organe ont été guéries par ce moyen.

« Si l'on applique sur les deux côtés de la trachée, à la région sous-claviculaire, un mouvement de tremblement assez fort avec une pression modérée, l'action du mouvement se dirige vers les filaments moteurs des nerfs laryngiens inférieurs. Dans quelques cas d'inflammation de cet organe, ou quand l'action normale des cordes vocales est altérée, ce mouvement produit une amélioration dès le premier jour. Si, au contraire, la membrane interne de la trachée est affectée d'une irritation plus étendue, il faut que le mouvement soit dirigé vers les filaments du nerf sympathique, par une pression plus allongée sur les côtés de la trachée, pour y retarder pendant quelques moments le cours du sang veineux dans la membrane muqueuse de cet organe.

« Un mouvement de tremblement, appliqué aux parties antérieures et inférieures de la poitrine, et continué pendant quelques instants, a très-souvent interrompu l'asthme nerveux, par une action qui se transmet directement sur le nerf pneumo-gastrique.

« Si l'on fait une pression sur les nerfs phréniques aux parties latérales du cou, on parvient à couper des accès de spasme dans le diaphragme.

« Plusieurs affections névralgiques dans les muscles du dos, ainsi que dans la peau et dans les tissus ligamenteux de cette même région, ont été traitées avec succès par un mouvement de froissement partiel de la peau. Si l'irritation spéciale intéresse les muscles situés aux deux côtés de l'épine dorsale, on emploie (*Stupsittande Ryggresning*)(1). Si l'irritation au contraire avait atteint seulement les téguments ligamenteux, on emploierait avec succès (*Sträcktyngdlut. Armnedtryckning*) (2).

Des douleurs consécutives dans les genoux et les pieds ont cédé à des pressions sur le

(1) Le malade, assis et les genoux séparés, se penche d'abord en avant, et se redresse ensuite lentement contre la résistance du médecin.

(2) Le malade se tient debout en appuyant les parties antérieures des cuisses contre un objet fixe et solide (une poutre horizontale, par exemple); puis il se penche en avant, suivant un angle d'environ 45°, en portant la tête un peu en arrière, les bras élevés et étendus dans la direction du corps. Le médecin est placé en face du malade, dont il déprime les bras pendant que celui-ci résiste, dans la mesure prescrite, en gardant la même position du corps.

grand nerf sciatique; des névralgies générales des extrémités inférieures ont été guéries, ou du moins calmées par des pressions sur le plexus lombaire ; ce qui prouve que l'impression conduite vers la partie centrale des filaments nerveux se transmet dans les parties périphériques du même nerf. C'est par les mêmes effets que la crampe dans un seul muscle cesse aussitôt que le muscle irrité est mis en extension complète, et qu'ainsi l'innervation y est également répartie.

« Le temps où se manifestent les effets secondaires des mouvements actifs et passifs, différant beaucoup d'un cas à l'autre, il est difficile de préciser nos observations à cet égard.

« Les expériences prouvent cependant, en thèse générale, que la réaction d'un mouvement qui augmente l'absorption veineuse s'établit dans un temps beaucoup plus court que celle qui provient d'un mouvement dont l'action s'adresse aux nerfs qui déterminent l'activité dans les réseaux capillaires des artères.....

« (1845) La jeune fille Dresse était dans un état complet de prostration morale par suite d'une affection scrofuleuse invétérée et des plus graves. Elles semblait voir sans jouir de la vue, elle recevait l'impression des sons d'une manière confuse, elle était privée des sens de l'odorat et du goût. La sensibilité était anéantie à tel point,

que l'on pouvait comprimer avec force la peau
de la malade sans qu'elle manifestât la moindre
douleur. Quelquefois on l'entendait balbutier un
oui ou un *non*. Sa tête était penchée sur l'é-
paule; une nécrose existait depuis longtemps à
la mâchoire inférieure; toutes les glandes du cou
étaient endurcies, le thorax déprimé et l'abdomen très-volumineux. La locomotilité, la digestion et la respiration paraissaient moins participer à l'état général de la malade.

« Après un traitement kinésithérapeutique d'environ cinq mois, les sens étaient réveillés, la parole commençait à revenir; la tête reprit peu à peu
sa position normale, les glandes gonflées du cou
diminuèrent de volume, la poitrine s'élargit, et
l'abdomen recouvra sa conformation naturelle.

« Aujourd'hui, la petite malade peut se livrer
avec plaisir aux divertissements de son âge;
mais il existe encore des traces visibles d'affaiblissement dans son intelligence.

« Plusieurs personnes ont été traitées pour diverses maladies des organes de la respiration. Une
femme souffrait, depuis une vingtaine d'années
et presque continuellement, d'un asthme violent
(emphysème pulmonaire); ses forces vitales
étaient presque épuisées. Dès les huit premiers
jours de l'emploi de la kinésithérapie, les accès
d'asthme avaient cessé, les forces de la malade

7

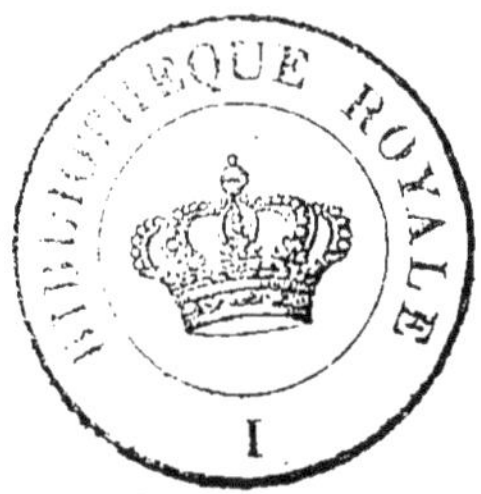

s'étaient relevées , et cette amélioration s'accrut rapidement jusqu'à parfaite guérison.....

« (1846) Des expériences répétées ont constaté les observations anciennes, et l'on a introduit, dans l'application de la kinésithérapie, plusieurs mouvements nouveaux. Parmi ceux-ci, quelques-uns ont pour but d'augmenter la circulation périphérique des extrémités inférieures ; l'Institut les doit au zèle et aux recherches laborieuses de M. Georgii.

« On avait douté jusqu'ici de la possibilité d'inventer des mouvements pour diminuer directement l'activité capillaire anormalement accrue, ou pour exciter la résorption dans un organe quelconque ; LING lui-même n'avait pas mesuré toute la portée des résultats de ses découvertes. Depuis que l'on connaît mieux les effets des mouvements passifs, les mouvements qui favorisent l'absorption sont aussi nombreux que ceux qui augmentent l'activité des artères (1).

(1) Si nous n'étions pas retenu par la crainte d'être accusé de néologisme, nous proposerions de nommer *mouvements résorptifs* ceux qui favorisent l'absorption veineuse ou lymphatique en général ; *mouvements artériositifs*, ceux qui accroissent la distribution du fluide organisateur ; et *mouvements artérialisateurs*, ceux qui favorisent spécialement l'hématose. Au surplus, nous n'avons pas la prétention d'être inventeurs de ces expressions ; nous les empruntons seulement au discours de M. le professeur Branting, qui en a introduit l'usage dans l'Institut royal et central de Stockholm.

«De l'emploi des mouvements absorptifs, il résulte souvent des effets aussi prompts qu'inattendus. Ainsi, des percussions doucement appliquées avec la main, dans des directions divergentes, sur la partie moyenne de la poitrine, accélèrent la résorption dans le péricarde. Des frictions rectilignes sur les parties latérales de la poitrine, alternant avec un mouvement de tremblement, appliquées autour de cette cavité, augmentent aussi l'absorption veineuse de la plèvre, surtout si le malade tient les bras levés, étendus et fixes pendant la durée du mouvement. Plusieurs cas d'adhérence des poumons ont cédé à la vertu de ce moyen.

«Une chose remarquable, c'est que, dans les cas où l'on emploie des mouvements absorptifs pour les organes de l'abdomen, il faut approprier à leur effet le corps par des mouvements actifs imprimés aux extrémités inférieures. Sans cette précaution, l'effet des mouvements absorptifs ne durerait que peu de temps. Quant à l'application de ces derniers mouvements aux organes de la poitrine, ces règles ne sont pas rigoureusement nécessaires.

« Des douleurs aiguës entre les deux épaules, symptomatiques de l'anémie chronique, cèdent à l'emploi d'une pression combinée avec un mouvement de tremblement appliqué le long du bord spinal du scapulum, en appuyant les doigts entre ce bord et la paroi correspondante du thorax (tremblement infra-scapulaire).

« Une douleur aiguë dans les muscles de l'omoplate (omalgie), qui avait duré pendant une année , et qu'augmentait le moindre mouvement, fut guérie, au bout de huit jours , par l'effet de ce mouvement. On avait déjà observé, à l'Institut central, que des pressions continuées pendant quelques secondes sur le nerf accessoire de Willis faisaient cesser à l'instant même des affections rhumatismales dans le muscle trapèze, ainsi que dans les muscles rhomboïdes et les sterno-mastoïdiens (1). Il est vrai

(1) Ces observations paraissent en opposition avec les conclusions qu'on pourrait tirer des belles recherches de *Bernard* sur la distribution et sur l'action du nerf *accessoire de Willis,* qui tendraient à prouver que, dès son origine, ce nerf est composé de deux parties distinctes, dont l'une, la branche interne, se porte aux muscles du larynx pour concourir à la distribution de l'agent nerveux nécessaire à la phonation et la déglutition, et dont l'autre, la branche externe, se distribue au sterno-mastoïdien et au trapèze, pour les faire concourir à l'action des muscles phonateurs. (Voir les *Archives générales de médecine,* 1844.) Toutefois ce nerf ne pourrait pas être considéré comme exclusivement moteur, attendu que, si la plupart de ses filets d'origine procèdent des faisceaux latéraux de la moelle épinière, il en est quelques-uns qui naissent des faisceaux postérieurs sur la même ligne que celle des racines postérieures des nerfs spinaux, et qui sont, comme ces derniers , affectés à la sensibilité, ainsi qu'on peut s'en convaincre dans quelques cas d'hyperesthésie. — En

que, dans les cas de rhumatisme invétéré, cette pression n'a pu amener qu'un soulagement passager ; mais si, au contraire, ce mouvement était accompagné du tremblement *infra-scapu-laire*, le rhumatisme le plus intense dans ces parties cédait à ces moyens, souvent même au bout de quelques jours.

« Contre des aigreurs habituelles et résultant d'une constitution scrofuleuse, on a employé un mouvement de tremblement instantané sous les fausses côtes (tremblement infra-costal) de la partie gauche du corps. Les aigreurs, les vomissements et les autres symptômes de la maladie chronique de l'estomac ont cessé complétement.

« Des crampes et des douleurs dans les organes du bassin (cystodynie), traitées autrefois, mais sans succès, d'après la médecine allopathique, ont été guéries par de doubles pressions, dirigées vers les plexus sacrés du grand sympathique.

« On a sans doute eu l'occasion d'observer qu'à

outre, les anastomoses de la branche externe de l'accessoire de Willis avec les nerfs cervicaux sont encore un moyen par lequel ce nerf peut recevoir des tubules sensitifs. Nous croyons que ce peu de mots suffisent pour expliquer les faits relatés par M. Branting, et que nous avons eu si souvent l'occasion de constater dans notre pratique.

la suite d'un usage prolongé du corset-armure, les muscles intercostaux et ceux du rachis sont souvent plus ou moins atteints de paralysie, à tel point que les malades se plaignent fréquemment de ne pouvoir se soutenir dès qu'elles quittent ce vêtement, parce que les mouvements du thorax ont été gênés par l'armature de l'appareil; il en résulte même que les fibres musculaires s'atrophient souvent en peu de temps.

« Cette débilitation du corps est ordinairement accompagnée de douleurs dans les poumons, causées par une respiration plus laborieuse, et augmentée par les moindres efforts.

« Dans plusieurs cas de cette nature, accompagnés de déviation dans la colonne vertébrale, la gymnastique a pleinement réussi. Contre cette atonie partielle des forces musculaires, on emploie avec succès des mouvements qui tendent à faire redresser le dos du malade, dans différentes directions, contre la résistance du médecin.

« Presque tous ceux qui, pendant l'année, ont fait usage de la médecine mécanique contre les maux de tête chroniques, ont été guéris.

« Abstraction faite des mouvements dérivatifs, on a employé principalement le mouvement

(*stupliggande kastvridning*) (1). Ce mouvement
agit principalement sur les sinus intra-crâniens,
en facilitant la circulation vers les veines jugu-
laires.

«Tous les cas d'insomnie qui se sont présentés ont cédé, sans exception, au bout d'un traitement de quelques jours, quoique l'insomnie
ait été bien souvent compliquée d'autres maladies. Un mouvement qui consiste dans un ba-
lancement du corps en avant et en arrière, pendant que les extrémités inférieures restent fixées
horizontalement sur un plan, est le seul moyen
qui ait été employé.

«La difficulté de guérir la constipation par la
gymnastique, chez les personnes qui ont fait un
usage habituel des médicaments sulfureux, a été
constatée par plusieurs observations. Au contraire, les constipations, même invétérées, contre
lesquelles on n'avait pas employé ce médicament, ont été traitées avec le plus grand succès
par la gymnastique médicale (2).

(1) Le malade est couché en avant sur un plan élevé et recouvert d'un coussin; un aide lui maintient les pieds, afin qu'il
puisse conserver sa position horizontale, le corps n'étant sou-
tenu par le plan que jusqu'aux hanches. Le médecin, placé en
face du patient, met ses mains sur les épaules de celui-ci, et lui
applique un mouvement de torsion alternative de gauche à
droite, *et vice versa.*

(2) Il paraît démontré qu'on ne peut attendre aucun avan-

« L'observation a exercé un contrôle aussi exact
que possible sur l'état de santé des personnes
dont la guérison a été due à la kinésithérapie,

tage de l'emploi simultané des préparations pharmaceutiques et
des pratiques de la kinésithérapie.

Ce qui suit pourrait peut-être servir à expliquer ces faits.

Selon Liebig, certains poisons, et les substances métalliques
en général, se combinant avec l'albumine du sang, restent ainsi
combinés dans les différents organes, et y occasionnent une
sorte de tannage de leurs tissus. L'élimination de la substance
étrangère n'a lieu qu'en même temps que celle du tissu mor-
tifié.

Des expériences faites sur les animaux paraissent confirmer
cette théorie. Nous rappelons seulement en passant que, si l'on
administre une dose d'antimoine à un chien, on trouve peu
après des traces de cette substance dans l'urine; puis elle peut
cesser de s'y manifester pour reparaître tout à coup de huit à
quinze jours après. De même, il est arrivé, plusieurs années
après que l'on avait administré de l'arsenic aux chiens, de re-
trouver ce poison dans le foie. On sait d'ailleurs qu'il en est de
même des mercuriaux sur d'autres tissus, etc.

M. le docteur Coze (*Archives générales de médecine*, Paris,
1844) a formulé une nouvelle théorie d'après laquelle il se propose de refaire la matière médicale. Selon ses observations,
une substance quelconque, mise en contact avec le sang, tend
à être éliminée, et cela toujours par un organe dont les fonctions physiologiques et dont le produit sont en rapport avec la
propriété ou le caractère chimique général de la substance
(par exemple, les substances gazeuses s'éliminent par les poumons, la peau; les substances acides sont rejetées par les sécré-
tions acides, etc.).

Dans le cas en question, peut-on admettre ces deux théories
pour expliquer cette action continue du soufre sur les organes
digestifs, dont parle M. Branting? Le cadre d'une note ne per-

et nous pouvons affirmer que les cas de rechute ont été si rares, qu'on doit les regarder comme des exceptions, même lorsque le traitement avait cessé depuis plusieurs années..... »

Nous aurions trop à faire s'il nous fallait continuer la relation des intéressantes observations de M. Branting (1). Ce que nous avons dit suffira pour la conviction des hommes impartiaux. Les résultats aussi nombreux que saisissants qui découlent de l'emploi physiologique des agents mécaniques ne laissent prise désormais à aucun doute. Mais la conviction serait plus intime en-

met pas de développer cette question importante ; cependant nous ne pouvons nous dispenser d'appeler l'attention sur la nécessité de n'employer les agents chimiques qu'à des doses modérées, destinées seulement à amener des réactions d'après LA LOI DE HAHNEMAN, loi plus récemment constatée par les nombreuses cures hydropathiques et kinésithérapeutiques.

Ainsi, la virtualité de cette loi est désormais prouvée par l'emploi des trois ordres d'agents, chimiques, physiques et mécaniques.

(1) Nous croyons pourtant devoir relater ici quelques lignes d'une lettre que cet excellent ami vient de nous adresser, sur les observations qui ont été recueillies dans le courant de l'an dernier à l'Institut central de Stockholm : « Il a été constaté, sur plusieurs individus atteints d'une affection inflammatoire et aiguë du poumon, que l'action d'un *mouvement résorptif* est plus durable quand on applique simultanément un *mouvement artériositif* qui intéresse d'autres tissus, que celui sur lequel on a provoqué le mouvement résorptif, et que cette durée est en raison directe de l'intensité du mouvement artériositif. »

core, si l'on pouvait assister à l'application de ces sortes de traitements, voir et examiner avec ses propres yeux, tantôt les guérisons promptes et immédiates, tantôt les progrès lents, mais réels, opérés par cette méthode.

C'est donc dans l'intérêt de la science que nous faisons un appel aux physiologistes et aux médecins, pour les engager à *étudier* et à appliquer ce nouveau mode de guérir. Puissent-ils vérifier, par la pratique, les données et les effets du système de LING! ils auront acquitté la dette du génie, et bien mérité de l'humanité.

Les préjugés ne sont jamais plus difficiles à vaincre que lorsqu'ils s'appuient sur les intérêts; espérons cependant qu'ils disparaîtront devant le faisceau lumineux de tant de nouvelles découvertes, et que nous verrons un jour se réaliser ce vœu de Descartes : « S'il est possible de perfectionner l'espèce humaine, c'est dans la médecine qu'il faut en chercher les moyens. »

DE L'ÉDUCATION PHYSIQUE.

« Je veulx que la bienséance extérieure, et l'entregent, et la disposition de la personne, se façonne quand et quand l'âme. Ce n'est pas une âme, ce n'est pas un corps, qu'on dresse ; c'est un homme : il n'en fault pas faire à deux..... »

Essais de Montaigne, *De l'institution des enfants.*

DE L'EMPLOI DU MOUVEMENT

DANS L'ÉTAT PHYSIOLOGIQUE DE L'HOMME,

ou

DE L'ÉDUCATION PHYSIQUE.

(Gymnastique pédagogique, militaire et esthétique, LING.)

De même que l'on désigne l'ensemble des organes du corps par les mots *constitution physique*, de même aussi on nomme *constitution morale* l'ensemble des facultés de l'âme. Dès que la vie se manifeste, on peut s'imaginer ces organes et ces facultés comme des rayons inégaux et différents qui se portent dans des directions d'autant plus variées et nombreuses que l'individu occupe un rang plus élevé dans l'échelle des êtres. La vie se révèle d'autant mieux dans toute sa plénitude et sa virtualité que l'harmonie et l'équilibre sont mieux établis entre toutes ces conditions de la constitution physique et de la constitution morale. C'est ce que nous proposons de désigner sous le nom de *loi d'équilibre* ou d'*harmonie*, dans l'organisme humain. — Que cet équilibre soit rompu dans une partie quelconque de l'organisme, et cette perturbation se répercutera jusque dans les phénomènes vitaux les plus déliés. Telle est, pour nous, la *loi de répercussion* dans l'organisme.

Dans la nature organique, tout existe et se développe sous l'empire de ces lois générales. La plante languit si sa racine, sa tige ou ses feuilles sont privées de quelques-unes des conditions essentielles à leur existence; donnez à la plante la nourriture qui lui convient, rendez la lumière à son feuillage, qu'un air pur l'agite et favorise le mouvement de la séve, et bientôt on la verra prospérer et fleurir.

Ce que nous venons de dire de la plante s'applique également à l'animal et à l'homme. Qui pourrait nier chez ce dernier l'influence des agents extérieurs sur les organes, ainsi que les rapports intimes de son physique et de son moral ?

Que quelqu'une des conditions essentielles à la vie, l'air, la nourriture, le mouvement, la lumière, soit insuffisante ou viciée, aussitôt l'organisme devient languissant, et son dépérissement entraîne celui des forces morales et de l'intelligence.

Que toutes ces conditions s'accomplissent dans

un juste équilibre; que la respiration, la circulation, la digestion et l'assimilation, ainsi que
les actes de la vie de relation, s'établissent dans
un rhythme normal et harmonieux; qu'il règne
un parfait accord entre l'activité du système nerveux périphérique et celui des appareils d'innervation centrale, et les forces de l'âme pourront
agir en pleine liberté. Cet état d'équilibre parfait des forces physiques se révèle dans la séré-
nité du regard, et dans un sentiment de bien-être
dont l'expansion semble chercher le bonheur
d'autrui.

La divergence des opinions sur le dualisme
de l'homme, représenté par les forces de l'âme
et celles du corps, et dont l'union et l'action
mutuelle ont été si souvent méconnues, a été
la cause des nombreuses aberrations qui, à toutes les époques, ont paralysé les divers systèmes d'éducation.

Le but le plus élevé que l'éducation morale
puisse atteindre, est d'accomplir l'harmonie entre toutes les facultés de l'âme, et d'accroître,
autant que possible, la sphère d'activité de ces
facultés.

L'éducation physique, dans tous ses rapports
avec l'éducation morale, et dans toutes ses différentes phases, n'est que l'échelle par laquelle on
atteint ce but élevé. Mais il faut alors un rapport

intime entre ces deux systèmes : l'unité doit en être le résultat. Ils doivent donc s'appuyer l'un sur l'autre, se pénétrer et se confondre comme les deux natures qu'ils ont mission de régir, et dont se compose l'être humain.

L'homme est doué de sentiments particuliers, en vertu desquels il a l'intuition du grandiose et du sublime, empreints dans les œuvres de la nature. Sans eux, il ne pourrait pas rechercher la perfection ni s'élever jusqu'à la sphère du beau idéal. Ces sentiments lui inspirent le désir de se perfectionner, et sont, par cela même, au nombre des plus beaux attributs et des prérogatives les plus éminentes de l'humanité. Ils lui donnent une entière confiance dans la possibilité de l'amélioration progressive de l'espèce, ils sont la source et le but de l'éducation. L'éducation de l'homme commence à sa naissance et ne finit qu'à sa mort. C'est ainsi que l'humanité progresse incessamment dans la route que la nature et la vie sociale lui ont ouverte pour parvenir à la perfection et au bonheur.

Mais, pour atteindre ce but, il faut que l'éducation se plie aux lois de la nature ou à leur mode de manifestation dans la vie organique, dans la vie de relation et dans la vie intellectuelle et morale.

Une de ces lois fondamentales est que le développement d'un organe du corps, aussi bien que l'énergie d'une faculté de l'âme, sont toujours en rapport direct avec leur exercice ou leur activité.

L'éducation de l'âme et celle du corps ont cela de commun, que toutes deux demandent une méthode spéciale, fondée sur l'action physiologique de leurs organes respectifs.

Ainsi, de même que l'éducation, soit morale, soit intellectuelle, doit avoir pour but d'exercer les facultés dont l'action est déficiente, de même l'éducation physique doit tendre incessamment à produire et à maintenir l'équilibre entre toutes les fonctions du corps, et avoir pour fin l'harmonie entre ces conditions.

Ayons donc soin du corps, efforçons-nous d'entretenir l'équilibre entre toutes ses fonctions, multiplions les points de contact de l'intelligence avec toute la nature, et nous verrons les ressorts de l'âme se déployer dans toute leur virtualité.

L'état actuel de l'homme peut être considéré comme le produit de l'éducation à laquelle l'espèce humaine a été soumise depuis les temps les plus reculés, et comme la preuve des aberrations plus ou moins graves des méthodes usitées jusqu'ici.

Sous quel aspect l'homme de la civilisation actuelle se présente-t-il généralement dans les différentes périodes de sa vie? Une enfance étiolée, une adolescence qui anticipe maladivement sur l'âge adulte, une maturité dont l'épanouissement touche à la décrépitude, une vieillesse enfin qui, au lieu de s'éteindre dans un déclin majestueux, semble, par le spectacle des infirmités qui l'assiégent, inviter la génération qui s'élève à se presser de vivre, de peur de mourir de mille maux.

Et la jeune fille, que la nature a destinée à être mère (1), comment la prépare-t-on à ses devoirs futurs?

Il semble que toute son éducation physique ne soit qu'une suite d'infractions aux lois de l'hygiène, et qu'on reste dans la plus complète incurie sur les infirmités dont son adolescence est menacée.

Alors apparaissent les migraines, les spasmes, les évanouissements, les palpitations, et tout le cortége des symptômes de la chlorose et de l'hystérie.....

Que de difformités, que de vices de constitution ces gazes, ces draperies, ces corsets n'ont-ils pas mission de dissimuler!.... Si, en prenant sa place dans le monde, la femme n'apporte à

____

(1) « Avec la faiblesse des mères commence celle de l'homme.» (Hahneman.)

son mari qu'un corps et une âme faibles, si l'al-
laitement l'effraye, si celle qui doit partager
l'empire du foyer n'a pas même la force de por-
ter son enfant dans ses bras, quelle génération
la patrie doit-elle en attendre? et puisqu'elle ne
pouvait être ni épouse ni mère, que ne l'a-t-on
laissée mourir vierge!

Telles sont les misères physiques qui se déro-
bent sous le prestige de la vie élégante, tels sont
les signes généraux du déclin et du dépérissement de notre race!

Maintenant, si l'on jette un coup d'œil rapide sur les résultats fournis par les chiffres of-
ficiels de la statistique; si l'on y cherche le rapport du nombre des maladies constitutionnelles
avec celui de la population des grandes villes;
si l'on consulte les rapports des conseils admi-
nistratifs des hôpitaux, ceux des commissions
de révision (1), instituées pour le recrutement des
armées, etc., on reconnaîtra que les maladies
scrofuleuses, que les phthisies tuberculeuses, les
maladies cancéreuses, ainsi que celles du cœur,

---

(1) Il est à remarquer que, dans presque tous les États de
l'Europe, on a été forcé d'abaisser progressivement la mesure de
la taille exigée pour le service militaire, et que le chiffre des
réformés pour défaut de taille et pour cause de vices consti-
tutionnels s'est constamment accru.

Nous nous contenterons de donner ici les chiffres du conseil

du cerveau et de la moelle épinière, que les affections chroniques compliquées d'hypocon-

de révision de l'administration de la ville de Paris pour les six
dernières années.

ANNÉES.	CONSCRITS EXAMINÉS par le conseil de révision.	REFORMÉS pour défaut de taille ou infirmité.
1840.......	3,300	1,050
1841.......	3,225	955
1842.......	3,363	1,064
1843.......	3,678	1,243
1844.......	3,735	1,235
1845.......	2,760	1,216
	19,971	6,773

Les effets pernicieux de l'éducation actuelle ne sont pas
moins sensibles dans le Nord. Nous avons constaté nous-même
les faits suivants dans un pensionnat de Stockholm. Parmi vingt-
quatre jeunes personnes qui désiraient suivre un cours d'éducation physique, il ne s'en rencontra que deux auxquelles leur
santé permît de prendre part aux exercices de la gymnastique
pédagogique. Il fallut soumettre toutes les autres à un traitement kinésithérapeutique spécial ; en peu de temps, les maux
de tête, les palpitations, les chloroses, les déviations de la
taille, etc., cédèrent ; et, à l'exception de trois ou quatre plus
gravement affectées, elles purent commencer leur éducation
physique.

drie, d'hystérie, etc., se montrent de nos jours d'une fréquence effrayante.

Si ces effets déplorables qu'on observe dans les classes inférieures de la société sont les résultats de l'ignorance complète des lois générales de la nature, si on peut les attribuer à la pauvreté, à l'insalubrité des habitations et de certaines professions, à l'intempérance, à la débauche; dans les classes aisées, on en trouve la cause dans la négligence et les imperfections de l'éducation physique, dans les déréglements de la vie sensuelle, et dans l'exaltation de la sensibilité.

Voici comment s'exprime *Richter* (1), méde-

(1) *Discours sur la gymnastique, considérée au point de vue physiologique et médical.* Dresde, 1846.

Par son zèle pour l'éducation physique, M. le professeur *Richter* n'a pas seulement revivifié la gymnastique à Dresde; mais encore ses connaissances vastes et précises en anatomie et en physiologie lui ont fait concevoir la nécessité d'une base rationnelle pour que les mouvements du corps soient employés hygiéniquement, ou comme moyen d'équilibrer la myotilité en général; le premier, entre tous les médecins, il s'est efforcé de faire une application directe de l'anatomie et de la physiologie à la gymnastique allemande. (*Der Turner, Zeitschrift gegen geistige und leibliche Verkrüppelung.* Dresde, 1846, n° 9.)

Enfin la médecine a pris une direction plus physiologique et plus expérimentale; un jour viendra, nous osons l'espérer, où les adeptes de cette belle science feront tourner au profit de l'hygiène, de l'éducation physique, morale et intellectuelle, le résultat de leurs études sur l'homme et sur la nature; c'est

cin distingué, qui appartient à la nouvelle école
physiologique de l'Allemagne, sur les vices de
l'état actuel de la civilisation, et particulièrement
sur ceux de l'éducation physique :

« La vie intellectuelle de notre génération
« s'en trouve-t-elle mieux pour cela? Notre sys-
« tème de civilisation a-t-il porté des fruits d'au-
« tant plus abondants que le développement du
« corps a été négligé? — Non, sans aucun doute!
« — Je ne parle pas ici des faits assez connus de
« l'accroissement du nombre des aliénés dans
« tous les pays civilisés. Les médecins et les phy-
« siologistes ne peuvent pas voir un état normal
« dans la tendance exclusivement intellectuelle
« de la plupart des hommes de nos jours. — On
« a développé les qualités de l'esprit dans une
« génération rêveuse et remplie d'illusions, mais
« les sentiments du cœur sont restés sans profon-
« deur, et l'âme est dépourvue d'énergie et de
« volonté. — Voici les traits caractéristiques de
« uotre époque, qui expliquent beaucoup de
« choses dans la vie individuelle comme dans la
« vie sociale :

« Nous avons l'esprit bien cultivé, nous som-

ainsi qu'à l'exemple des chimistes modernes, qui s'empressent
de livrer aux arts et à l'industrie leurs découvertes, ils consacre-
ront les leurs au progrès de l'éducation et de l'hygiène dans le
commerce de la vie sociale....

«mes très-érudits; mais nous sommes faibles!
«Nous lisons, nous écrivons, nous discutons
«beaucoup, nous avons les meilleures tendances
«et les intentions les plus généreuses; mais nous
«sommes faibles!.... »

Où faut-il donc chercher des remèdes à ces
abus? Dans soi-même. Il faut renoncer à beaucoup de préjugés sociaux; il faut épurer nos
mœurs et nous astreindre mieux à l'observance
des lois de la nature.

Nous voyons tous les jours les modifications
que la culture imprime à l'espèce ou à ses va-
riétés dans les animaux et dans les plantes.
L'homme change à son gré le port d'un ar-
buste, il varie à l'infini la coloration de ses
fleurs, ou il en adoucit le fruit; il fait pro-
créer à son choix des frelons, des abeilles ou-
vrières ou des reines; il obtient des toisons
douces et soyeuses, il varie le type du cheval
pour l'approprier à la course ou au trait; son
pouvoir enfin s'étend sur toute la nature; et pour
ce qu'il lui importe le plus d'obtenir, son amélioration, pour ce qu'il doit le plus redouter, sa
dégénérescence, il méconnaîtrait sa force, et
se montrerait indifférent!..... Une telle incurie
n'est-elle pas un outrage à la Providence, et
la plus complète ingratitude pour tous ses bienfaits?....

Si la dégénérescence, dans les animaux ou dans les plantes, peut être prévenue ou se réparer par un ensemble de circonstances contraires à celles qui l'ont produite, pourquoi n'en serait-il pas de même pour l'homme?....

Mais nous ne parlerons pas ici de tous les moyens qu'il peut employer pour atteindre le but ou pour se garantir de la fin que nous venons de signaler ; nous mentionnerons seulement ceux que nous conseillons d'employer dans notre système d'éducation physiologique, pour établir un équilibre durable entre les facultés de l'âme et les forces du corps.

Sentir et se mouvoir sont, dans l'état de santé, des phénomènes étroitement liés entre eux. Tous les actes de notre vie, soit intérieure, soit extérieure, dépendent surtout de l'harmonie de ces phénomènes.

La surexcitation qui se manifeste aujourd'hui dans la vie sensitive, surtout chez la femme de la classe aisée, peut être attribuée à l'insuffisance de l'action des nerfs moteurs.

Faites donc que l'éducation physique et celle de l'âme soient également réparties chez l'individu. Que les deux sexes, que tous les âges, que toutes les classes de la société participent aux mêmes bienfaits.... Ne privez personne de l'influence puissante du mouvement physiologi-

que. Le mouvement, c'est la vie; sous son influence se développe toute possibilité. Que toute
la vie soit donc une éducation continuelle des
facultés de l'âme et des forces du corps. La véritable progression de l'humanité, l'ennoblisse-
ment de l'espèce humaine a ses racines dans
l'universalité des applications de l'éducation physiologique (1).

On a vu que Ling considère l'homme dans
ses trois modes d'action, soit chimique, soit
mécanique, soit dynamique, c'est-à-dire l'homme tout entier dans les divers attributs de sa
nature.

L'éducation doit donc avoir des principes et
formuler des règles pour la culture et le développement normal de notre intelligence, de
nos sentiments et de nos penchants. Que des
principes et des règles s'appliquent aussi au développement et à l'équilibration des forces musculaires dans tout l'appareil locomoteur; que les
appareils des sens et ceux de la voix soient exercés, et que cette sollicitude s'étende aux organes de la vie végétative (2). Dirigée de ce

---

(1) Ce n'est pas une âme, ce n'est pas un corps qu'on dresse;
c'est un homme : il n'en faut pas faire à deux ; il ne faut pas les
dresser l'un sans l'autre, mais les conduire également.

Montaigne.

(2) Nous avons vu, dans tout ce qui précède, que *l'agent mé-*

point de vue, l'éducation deviendra pratique;
elle tiendra un compte exact de toutes les données récentes et positives que fournissent la physiologie et la philosophie sur la vie et la nature

canique, ou les différents modes de mouvement, exercent une
action si puissante sur l'économie, qu'ils déterminent souvent
la guérison des maladies les plus graves, et même celle des affections les plus rebelles à toutes les autres ressources de l'art. A
plus forte raison, ne sommes-nous pas fondés à admettre que
ces mêmes mouvements, employés dans des vues hygiéniques,
peuvent devenir les régulateurs de tous les actes de la vie organique, pourvu que les prescriptions diététiques ordinaires, ou
celles relatives à l'air et aux lieux soient observées; et à la condition que ces mouvements concourent à établir et à entretenir
l'état de santé, non-seulement en déterminant l'équilibration
des forces dans les organes locomoteurs, mais encore en entre-
tenant l'équilibre et l'harmonie entre toutes les parties comme
entre toutes les forces du corps.

Dans cette courte notice sur la théorie et la doctrine de notre
illustre Ling, on a pu remarquer qu'il considérait la gymnastique comme une des branches les plus importantes de l'art de
guérir, et que ce n'est que comme faisant partie des sciences
biologiques qu'il en faisait l'application, soit en thérapeutique,
soit à l'hygiène, soit enfin à la pédagogie.

Il est donc évident que la gymnastique, dans toutes ses applications, touche à toutes les branches de la médecine, et
qu'elle en est même une des plus importantes; c'est pourquoi
nous croyons de notre devoir de déclarer ici que, sous le rapport des accidents qui pourraient résulter de son emploi,
confié à des mains inhabiles, la kinésithérapie ne serait pas
moins nuisible ou dangereuse que tout autre agent médical
héroïque abandonné à l'impéritie ou au charlatanisme; et même
que l'emploi hygiénique de la gymnastique ne doit être confié
qu'à des personnes qui auraient justifié devant qui de droit de

de l'homme (1). Voyons maintenant quelles sont les garanties que nous pouvons attendre du système de LING, pour atteindre le but que nous

leur aptitude et de leurs connaissauces préalables en anatomie et en physiologie.

Tels sont les motifs qui, en Suède, ont déterminé le gouvernement à fonder une institution centrale et normale pour former des maîtres, pour exercer un contrôle sur leur gestion et pour favoriser la diffusion et le développement scientifique de la gymnastique.

(1) « Chaque occupation de l'homme met presque toujours en activité un certain groupe d'organes : or, l'habitude d'agir perfectionne l'action; l'oreille du musicien entend dans une mélodie, et la vue du peintre distingue dans un tableau ce qui échappe au vulgaire; très-souvent même cette perfection d'action s'accompagne dans l'organe plus exercé d'un excès de nutrition. » (Bichat, *Sur la vie et la mort.*)

On pourrait étendre ces remarques à un grand nombre de professions; car, en général, les organes locomoteurs, ceux des sens, et même ceux qui servent aux manifestations de l'âme, sont soumis à des lois analogues. Non-seulement une certaine quantité de substance nerveuse est nécessaire pour que le cerveau puisse fonctionner physiologiquement; mais, en outre, cet organe se développe suivant la nature des occupations : la conformation de la tête offre des différences marquées, selon que l'individu exerce plus particulièrement ses facultés intellectuelles, ou que ses passions sont restées prépondérantes.

A cet égard, un recueil d'observations comparatives serait d'une haute importance dans la science pédagogique; mais un système qui combat moins les systèmes reçus qu'il ne les renferme tous, en ne détruisant que ce qui détruirait leur commune harmonie, ne saurait s'établir sans lutte. On ne nie plus que le cerveau, dans son ensemble, ne soit le véhicule essentiel des manifestations de l'âme : cependant presque tous les physio-

nous proposons, par l'emploi de son mode d'é-
ducation physique, et laissons parler LING :

« Nous comprenons par la théorie de la gym-
nastique(1), la *doctrine des mouvements du corps,
en tant qu'ils correspondent aux lois de l'organisation humaine.* Ces lois tendent à favoriser l'harmonie des différentes parties du corps. La santé

logistes qui sont actuellement à la tête de la science rejettent
la nouvelle physiologie du cerveau, telle qu'elle ressort des observations de Gall et de ses adeptes les plus distingués : Spur-
zheim, Broussais, G. Combe, Vimont, Dumoutier, Voisin,
Hirschfeld, Schwartz, Fossati, Mackenzie, Castle, Elliotson
Struve, etc.

Supposer qu'une question aussi grave pourrait être résolue
par des mutilations de cet organe sur les animaux, dont le caractère est encore plus imparfaitement étudié, serait aussi peu
raisonnable que d'admettre tout un système sans un examen
approfondi.

(1) Le mot gymnastique prouve assez, par son étymologie,
que les exercices du corps, chez les anciens, tenaient à un système large et philosophique, qui avait pour but l'utile et le
beau.

Ce n'est point ici le lieu de faire l'historique de cette partie
importante de leur éducation, dont les écrivains de l'antiquité,
et surtout leur admirable statuaire, nous ont transmis une si
haute idée. Nous nous bornerons à faire remarquer que les
époques où la gymnastique a fleuri sont précisément celles qui
ont jeté le plus vif éclat, tandis que les temps où elle a été né-
gligée ou abandonnée, aux athlètes chez les Grecs, et aux gla-
diateurs chez les Romains, sont voisins de la décadence politi-
que, conséquence inévitable de l'affaiblissement individuel.

Tandis que les maîtres du monde languissaient dans la molest l'expression et le résultat de cette harmonie. Mais si l'on considère l'homme dans

lesse, les Germains, les Scandinaves, et tous ces peuples que le
monde civilisé appelait barbares, préparaient leurs triomphes
futurs par une vie active et guerrière.

Après la chute de l'Empire, le luxe des vaincus réagit sur les
vainqueurs ; et, pendant plusieurs siècles, la gymnastique fut
frappée de discrédit. L'idée chrétienne, qui fait un mérite de la
dégradation de la chair, y contribua sans doute ; cependant les
invasions des Normands vinrent prouver que le ciel est surtout
pour ceux qui savent se défendre ; les chevaliers firent l'apprentissage des armes dans les tournois, et le moyen âge eut sa
grandeur.

L'invention de la poudre vint donner une nouvelle face à
l'art de la guerre ; on abandonna les armes défensives, et l'escrime se perfectionna. Quelques philosophes, croyant relever la
dignité de l'âme, s'attachèrent à avilir sa noble enveloppe ; et la
mollesse des mœurs, s'abritant sous le préjugé philosophique et
religieux, les grands ne se souvinrent qu'ils avaient un corps
que pour se livrer aux jouissances qui le dégradent. Enfin, la
vérité se fit entendre : Montaigne, Jean-Jacques, Pestalozzi,
prirent en main les droits méconnus de la nature, et une application directe sortit bientôt de leurs systèmes.

En 1786, Salzmann fonde, en Saxe, un institut qui semble être
le point de départ de la gymnastique moderne, comme les ouvrages qu'il a publiés sous le pseudonyme de Guthsmuths peuvent être regardés comme la source où ont puisé Jahn, Eiselen,
Nachtigal, Clias, Amoros, Werner, etc., qui tous, plus ou moins
riches en formules de mouvements, ne produisent pas encore
leurs systèmes sous la garantie scientifique.

Espérons qu'ils combleront cette lacune, et que les médecins
de l'école physiologique moderne ne resteront pas désormais
spectateurs passifs dans un débat d'un intérêt si élevé.

Les exercices de la gymnastique, telle que Ling l'a conçue, ne

ses rapports avec lui-même ou avec ses semblables, et surtout au point de vue de la dégénérescence de l'espèce, il convient de di-
viser les éléments de la gymnastique en quatre
sections.

En effet, l'homme peut être considéré ou
comme agissant par ses propres forces physiques pour les développer ou les soutenir; ou
comme luttant contre une force extérieure qui
tend à réagir sur lui; ou comme se trouvant
sous l'influence de quelque dérangement organique qui le contraint à se soumettre à une
action étrangère; ou, enfin, comme se propo-
sant seulement d'exprimer son mode d'être et
de sentir, dans ses rapports avec le monde
extérieur.

« De là l'origine des quatre branches de la gymnastique :

« 1° La *gymnastique pédagogique* ou subjec-
tive-active, qui enseigne à l'homme à soumettre
le corps à sa volonté;

« 2° La *gymnastique militaire* ou objective-
active, qui apprend à l'homme à soumettre une
autre volonté à la sienne, soit par ses propres

sont point un vain spectacle, auquel puissent présider de pré-
tendus adeptes qui ignorent le mécanisme du corps humain;
c'est une science qui attend un examen sérieux et des juges de
bonne foi.

forces, soit à l'aide d'instruments extérieurs (les armes);

« 3° La *gymnastique médicale* ou subjective-passive, qui apprend à l'homme à soulager et à combattre les anomalies et les maladies du corps, ou par lui-même ou avec le concours d'autres personnes (par les agents mécaniques);

« 4° La *gymnastique esthétique* ou objective-passive, par laquelle l'homme cherche à manifester ses idées, ses sentiments, par des mouvements et des attitudes.

« Les mouvements qui appartiennent à chacune de ces branches de la gymnastique doivent être en harmonie avec l'organisme de l'homme, comme ces branches sont elles-mêmes dans un rapport intime entre elles.

« La *gymnastique pédagogique* développe les prédispositions naturelles à l'unité d'action entre les différentes parties du corps.

« La *gymnastique militaire* cherche à établir l'unité entre le corps et l'arme dans leurs rapports avec le corps et l'arme de l'adversaire.

« La *gymnastique médicale* s'efforce de rétablir l'unité d'action ou l'harmonie entre les parties du corps qui, en raison de conditions anormales, l'ont perdue.

« La *gymnastique esthétique* exprime l'unité de l'âme avec le corps. »

Parmi les lois qu'admet Ling pour l'éducation physique, nous signalerons celles qui suivent, comme les plus importantes et les plus générales :

« 1° Tout essai tendant à développer les forces de l'âme et du corps est une éducation.

« 2° Chaque mouvement est dépendant de l'organisation de l'homme; tout ce qui dépasse les lois de cet organisme est irrationnel.

« 3° La sphère d'activité des muscles et les lois de la gravitation déterminent les limites d'un mouvement du corps.

« 4° Tout mouvement, quelque simple et peu considérable qu'il paraisse être, résulte de la nature de l'organisme, et chaque partie du corps doit y participer dans les limites de sa fonction et de sa mission spéciale.

« 5° Pour parvenir à un développement normal du corps, il faut commencer par remonter au type primitif de chaque mouvement; cette étude n'est ni minutieuse ni sans importance pour qui sait que chaque mouvement est ou simple ou composé.

« 6° Dans l'ordre physique, comme dans l'ordre moral, les choses simples sont les plus difficiles à saisir, c'est pourquoi on ne saurait trop étudier les mouvements simples.

« 7° Un mouvement n'a pas de valeur s'il n'est

juste, c'est-à-dire s'il n'est conforme aux lois de l'organisme.

« 8° Le corps dont les différentes parties manquent d'harmonie n'est pas non plus en accord avec l'âme.

« 9° Le but de la gymnastique consiste à développer et à former le corps par des mouvements justes.

« 10° Le corps est développé dans des conditions justes lorsque toutes ses parties sont dans une harmonie parfaite.

« 11° Le développement du corps humain ne saurait dépasser les limites de ses dispositions innées.

« 12° Les dispositions innées peuvent être retardées, faute d'exercice, mais non anéanties.

« 13° Des exercices faux peuvent ajouter aux obstacles qui contrarient les dispositions innées ; d'où il résulte qu'un exercice mal administré ou mal exécuté est nuisible à l'harmonie du corps.

« 14° Toute éducation physique qui n'exerce que quelques-unes des parties du corps retarde l'apprentissage des mouvements en général, que facilite au contraire une éducation physique de toutes les parties de l'organisme.

« 15° La roideur et le défaut de flexibilité d'une partie n'est, chez plusieurs individus, que l'effet d'un excès de forces dans une partie, qu'accompagne une faiblesse proportionnelle dans d'autres.

« 16° Par l'effet d'une distribution rationnelle des efforts, l'excès de force dans une partie du corps peut être détourné au profit des parties trop faibles.

« 17° Ce n'est pas le volume plus ou moins considérable de telle ou telle partie du corps qui détermine la force individuelle; elle résulte de la proportion qui règne dans toutes les parties du système.

« 18° Toute force n'est qu'une concentration simultanée résultant de l'action des diverses parties du corps agissant simultanément, et cette simultanéité est la condition essentielle de l'intensité de la force.

« 19° La santé et la force sont deux expressions synonymes, quant à leur signification générale. L'harmonie entre toutes les fonctions des diverses parties du corps produit l'une et l'autre. »

Telles sont les lois générales sur lesquelles repose le système de LING, quant à l'emploi des mouvements dans l'éducation physique. Le mécanisme des leviers de la charpente osseuse et la contraction de la fibre musculaire sont les moyens qu'il met en jeu pour établir l'équilibre dans les fonctions et les mouvements du corps.

Les limites de notre cadre ne nous permettent point d'aborder les détails que demanderait l'exposition précise des mouvements dans la gymnastique pédagogique ; nous insisterons seulement sur quelques points généraux.

Les propriétés qu'on exige du corps, comme instrument de l'âme, sont : *l'étendue, la vitesse, la justesse, la force* et *l'équilibre dans les mouvements.*

La solution de toutes ces questions est dans l'harmonie de toutes les parties du corps, ce qui n'empêche pas qu'elles ne forment des parties distinctes du système d'équilibre de la mécanique animale.

En étudiant la synergie ou l'action concomitante des muscles, nous trouvons quelquefois, dans les vues de la nature, le besoin d'associer et de coordonner certains mouvements; dans d'autres cas, au contraire, il convient de trouver le moyen d'isoler tel ou tel mouvement, de manière à soustraire à son influence les organes qui n'y sont point intéressés.

Tout exercice de la musculation (1) aboutit à un développement de l'un ou de l'autre de ces

(1) Nous empruntons ce terme à Gerdy. (*Considérations sur l'étude de l'anatomie et de la physiologie;* Paris, 1831, art. de la musculation ou locomotion, page 402.)

9.

deux modes de mouvements, réduit à un *rhythme* déterminé.

De même que le rhythme sert à caractériser la musique, de même il détermine le caractère, et il est l'essence du mouvement.

La justesse du mouvement est l'expression de sa direction et de son rhythme dans un temps donné.

La souplesse et l'étendue du mouvement dépendent du développement harmonieux de toutes les forces motrices qui entourent les articulations, pour les mettre en jeu dans un but normal.

La solution de ces diverses questions dépend du développement des parties centrales du système nerveux.

Nous empruntons à l'illustre physiologiste de Berlin, dont nous avons déjà cité l'ouvrage (1), le passage suivant, qui exprime ingénieusement ces rapports :

« Les fibres primitives de tous les nerfs soumis à la volonté aboutissent toutes séparément au cerveau, pour y subir l'influence des déterminations de cette dernière ; on peut en quelque sorte se représenter l'origine de ces fibres dans l'organe, comme les touches d'un clavecin que ferait mouvoir la pensée, en faisant ou couler ou

---

(1) *Manuel de physiologie*, t. I, p. 589.

vibrer le principe nerveux dans un certain nombre de fibres primitives, et en déterminant par
là le mouvement. Mais le pouvoir conducteur de
la substance cérébrale expose les fibres, à cause
de leur proximité, à être affectées simultanément;
de telle sorte que la volonté ne peut que difficilement limiter l'action à telles ou telles d'entre
elles : cependant la faculté d'isoler cette action
s'acquiert par l'exercice; c'est-à-dire que plus il
arrive fréquemment à un certain nombre de fibres
primitives de recevoir l'influence de la volonté,
plus aussi se développe en elles l'aptitude à
obéir seules, sans entraîner les fibres voisines, et
plus se frayent certaines voies de facile propaga-
tion. »

La vitesse du mouvement dépend d'abord de
la facilité avec laquelle l'innervation se porte vers
les fibres musculaires qui doivent se contracter,
et ensuite, de la juste direction des leviers.

La force réside dans l'équilibre, et l'équilibre
dans le développement harmonieux de toutes
les parties du corps. Tous les exercices, au point
de vue pédagogique, doivent donc avoir pour
but d'établir l'équilibre entre les courants d'innervation dans toutes les parties du tissu musculaire.

Guidé par ces indications, LING a divisé les
exercices gymnastiques en deux groupes. L'un,

la gymnastique sans appareil, considère l'homme agissant seul pour mettre en jeu les différents leviers du corps; l'autre, la gymnastique d'appareil, répond à tous les rapports de l'homme avec les objets extérieurs.

La première apprend à coordonner ou à isoler certains mouvements du tronc et des organes locomoteurs dans des directions diverses : dans cet ordre se rangent les flexions, les extensions, les torsions, etc., ainsi que la marche, le saut, la course, la natation, etc.

La seconde a pour objet d'exercer à coordonner les mouvements du corps, et à les mettre en rapport avec un appareil quelconque (une corde, un mât, un cheval, etc.).

Dans la détermination de ces deux ordres de mouvements, LING s'est guidé sur les lois statiques du corps. Il a créé des formules normales de mouvements, qui doivent être parcourues, pour tel ou tel levier, pour telle ou telle partie du corps, suivant des lignes et des directions déterminées. Ces formules de mouvements deviennent autant de paradigmes fondamentaux dans la grammaire gymnastique.

Les lignes adoptées sont ou verticales ou horizontales, ou forment, avec le plan de l'horizon, un angle de quarante-cinq degrés.

Ainsi, tous les mouvements gymnastiques,

depuis les plus simples jusqu'aux plus compliqués, sont représentés par tel ou tel paradigme
de la série.

L'alternative de l'action et du repos dans une
juste mesure développe les organes et favorise
le jeu de leurs fonctions. C'est en vertu de cette
loi que la force d'innervation se répare, que la
fibre musculaire se renouvelle.

Cette restauration est d'autant plus prompte
et plus complète que les forces de l'organisme
sont soumises à un exercice physiologique plus
fréquent.

La gymnastique de LING n'admet aucun mouvement dont l'effet ne soit connu.

Les études qu'on a été obligé de faire sur les
mouvements avant de les admettre à l'emploi
thérapeutique servent de base à leur emploi
hygiénique, modifié toutefois par les âges et les
tempéraments divers (1).

---

(1) La gymnastique de Ling agit de la manière la plus favorable, non-seulement sur l'hygiène, mais elle réagit sur les facultés intellectuelles et morales. C'est un fait constaté en Suède.

L'introduction de ce système dans la maison des Enfants
trouvés (d'un âge de six à douze ans) a eu pour effet une diminution sensible dans la consommation des médicaments. Bientôt
plusieurs salles affectées au traitement des maladies cutanées
devinrent inutiles.

Dans toutes les écoles qui suivent les cours à l'Institut central, on a remarqué des progrès sous le rapport de l'amour de

Ling veut que l'on commence la gymnastique à sept ans. Le nombre des élèves exercés à la fois est de cent à deux cents. Il les divise par classes de douze à quatorze, selon l'âge, le tempérament et les différents degrés d'aptitude et de force. Chaque classe est commandée par un élève moniteur, chargé de faire exécuter les mouvements déterminés et distribués par le maître, qui dirige et surveille le tout.

Les mouvements spéciaux, comme les mouvements répétés, sont rationnellement variés, et intimement unis par un lien physiologique.

Dans un système fondé sur les lois de l'organisme humain, les appareils matériels ne sont que des accessoires; on les simplifie autant que possible, de manière cependant qu'ils répondent aux exigences diverses de leur application. En général, leur construction est commandée par la nature même des mouvements.

L'appareil humain étant le plus parfait de tous, il convient de ne le soumettre à une force matérielle qu'en élevant cette dernière au niveau de certaines fonctions normales qu'elle doit concourir à réparer dans le mécanisme du corps. Comme chaque mouvement n'est qu'un déplacement du corps ou de quelques-unes de ses

l'ordre et du travail. On peut en dire autant des régiments où ces exercices appartiennent à l'ordre du jour.

parties, les appareils ne doivent servir qu'à donner certains points de départ et d'appui aux divers mouvements gymnastiques.

L'exactitude et la précision si rigoureusement nécessaires à la direction de ces mouvements n'excluent pas de l'enseignement de Ling le stimulant de la gaieté. Tout au contraire, il la recommande en ces termes, dans son Traité général : « La joie et la paix sont le produit de l'harmonie entre toutes les facultés de l'âme et toutes les forces du corps. Or, comme c'est là le but de la gymnastique, il convient, pendant les exercices, de laisser à ce sentiment une large part : seulement, l'ordre doit en régler les manifestations. »

Après avoir accru les forces vitales en même temps que la santé, l'éducation physique, marchant de front avec l'éducation intellectuelle et morale, peut être continuée au seul point de vue hygiénique, ou bien elle prend une direction plus pratique, et elle augmente sa sphère d'activité vers la treizième ou quatorzième année des élèves, en s'adjoignant la *gymnastique militaire* et la *gymnastique esthétique*.

Quelques mots sur ces branches, qui complètent notre système.

L'action et l'idée, tels sont les deux agents à l'aide desquels l'homme communique avec ses semblables.

La gymnastique militaire règle les conditions physiques de l'attaque et de la défense.

La gymnastique esthétique complète l'expression de nos idées et de nos sentiments.

Il faut, selon Ling, que le mécanisme animal parvienne d'abord à un équilibre parfait, sous la direction de l'âme, avant que l'élève aborde l'exercice des armes. Alors seulement, l'homme peut entrer en lutte, dans les conditions les plus favorables, contre une autre intelligence, représentée par des forces physiques.

Ling admet dans sa théorie sur l'art de l'attaque et de la défense, outre la lutte corps à corps, le maniement de toutes les armes blanches, telles que l'épée, le sabre, la baïonnette, la lance, le poignard, etc. Tout en tenant compte de la forme des armes, de leur poids et de leur mode d'agir, il déduit les mouvements qu'elles doivent accomplir, du même principe d'unité et d'équilibre qui préside aux mouvements du corps.

L'attaque et la défense à main armée ont toutes deux une origine et un but commun, la conservation de l'individu. Cet instinct de conservation prescrit à l'assaillant la protection de son corps par le mode de l'attaque, et à celui qui se défend la protection de son corps en même temps que la mise en péril de celui de son adversaire, par le mode de la défense.

L'attaque et la défense se manifestent différemment, et par leur direction et par leur temps relatif. Sous le rapport de leur direction, l'arme, dans l'attaque, est dirigée en ligne droite, c'està-dire en parcourant la distance la plus courte entre les deux adversaires; dans la défense, au contraire, l'arme est dirigée transversalement, pour chercher celle de l'ennemi. Sous le rapport du temps, l'attaque précède toujours la défense.

Tous les mouvements et les attitudes du corps, dans l'escrime, sont basés sur les lois mécaniques et anatomiques.

Le corps étant régi par les lois mécaniques, tout mouvement est juste ou faux, selon qu'il correspond à ces lois ou qu'il les contrarie. En tout ce qui concerne l'attaque et la défense, tout mouvement qui découvre le corps est vicieux.

La vitesse du mouvement est proportionnelle à la force qui l'a provoqué; cette force dépend de la précision du mouvement. La plus grande force agit en ligne droite.

Dans l'escrime, cette ligne mesure la distance la plus courte entre les deux adversaires.

Il n'y a qu'un seul point d'attaque: c'est le milieu du côté de la poitrine que présente l'adversaire, et qui est tout à la fois le point le plus proche et la plus vulnérable.

Le combat singulier n'est qu'une lutte de la ligne et du temps entre deux adversaires.

Les différentes positions du corps sous les armes, soit en garde, soit fendu, sont également déterminées d'après les lois de la statique et de l'équilibre du corps. En vertu de ces lois, tout mouvement doit être exercé avec la main gauche aussi bien qu'avec la droite.

Il en résulte que la tactique et la stratégie de ces sortes de combats , complétement réformées en même temps que simplifiées, reposent toutes deux sur une base plus solide.

Ainsi l'escrime n'est plus un métier, c'est un art, réglé et simplifié par la science, et qui prend rang dans l'éducation physique nationale.

La baïonnette, admise généralement dans toutes les armées de l'Europe, peut être considérée comme une arme nationale, dont l'enseignement doit servir de base à celui de toutes les autres. Le système de LING sur cette arme, avec tous ses développements, est facile à saisir, à cause de la simplicité de l'idée première : l'accord entre les deux centres de gravité de l'arme et du corps (1).

Ainsi la gymnastique militaire, en complétant

(1) Le système de Ling, sur l'escrime à la baïonnette, sert, depuis plus de dix ans, de règlement dans l'armée suédoise. Malgré le peu de temps donné à ces exercices , les soldats arri-

les exercices de l'éducation physique, préparera, dans les pays libres, des défenseurs plus dignes de leur mission, et le soldat, au lieu d'agir par une routine dégradante, pourra. s'associer aux grandes idées qui sauvent et immortalisent les nations.

L'homme a deux manières d'exprimer sa pensée : par la parole, par les mouvements du corps ou de quelques parties du corps.

Considérant que la parole peut s'élever jusqu'à la déclamation, et rendre, par certaines inflexions, toutes les nuances des affections diverses, LING, appréciateur philosophe du langage des signes, qui, dans l'ordre naturel, a précédé les autres, a posé les lois de la gymnastique esthétique.

Comme le but de cette gymnastique est de donner les mouvements et les attitudes les plus

vent souvent à un degré d'aptitude remarquable. A l'Institut central, des jeunes gens de quatorze à dix-sept ans, qui avaient commencé leur éducation physique dès leur septième année, ont acquis une idée générale satisfaisante sur l'attaque et la défense individuelle, et sont parvenus à manier la baïonnette avec intelligence et précision. Pour faciliter l'introduction de ces exercices militaires dans les diverses écoles et les colléges, on a imaginé de remplacer l'arme métallique par une arme en bois.

De l'exercice à la baïonnette, on passe, par une transition que facilite le système d'unité de Ling, au maniement de l'épée, du sabre, etc.

belles et les plus harmonieuses au corps humain, Ling a déterminé par ces lois les lignes et les angles que doivent former les parties du corps dans un mouvement esthétique, en prenant pour point de départ l'équilibre organique ; et il est parvenu à l'expression corporelle des affections les plus délicates de l'âme.

Une expression esthétique, une attitude quelconque indiquent ou le repos ou l'action, selon les rapports des diverses inclinaisons du corps sur la base de sustentation.

Il a égard à ces inclinaisons, à la position de la tête, qui agit si puissamment comme contrepoids; aux mouvements des bras, qui s'équilibrent entre eux, ou contre-balancent d'autres parties du corps ; à la pose de la main, cet instrument si parfait et si expressif, etc.

Les affections variées de l'âme, soit douces et pacifiques, soit haineuses et violentes, ont fourni à Ling les indications premières pour la division des mouvements esthétiques en deux groupes, dont les caractères expriment cette différence, et sur lesquels il a basé deux lois principales de son système esthétique.

Les mouvements, dans la première, affectent une forme arrondie et ondoyante; dans la seconde, ils parcourent des lignes droites et brisées.

L'une ou l'autre de ces lois, combinée avec celles qui régissent l'équilibre du corps, se manifeste et prédomine dans un mouvement esthétique quelconque.

L'harmonie du mouvement est l'image et l'expression de l'harmonie de l'âme ; l'âme, premier mobile, dirige et modifie son instrument, dans le temps comme dans l'espace.

Tels sont, en peu de mots, les principes sur lesquels repose cette théorie esthétique, aussi simple que belle, qui couronne le système de Ling. Le sculpteur, le peintre, l'artiste dramatique, l'orateur public y trouveront le complément de leur art.

9*

CONCLUSION.

Contraint de nous renfermer dans les limites
d'une simple esquisse, nous nous sommes efforcé de donner un aperçu général du système
de Ling et de ses diverses applications.

Dans notre avant-propos, nous avons indiqué
sommairement l'histoire du progrès de la gymnastique suédoise, progrès qui se lie nécessairement à la biographie de l'inventeur.

Dans la partie *physiologique*, nous avons
prouvé que toute la théorie et la pratique de
Ling sont basées sur une connaissance appro-

fondie de l'anatomie et de la physiologie de l'homme, et nous avons établi scientifiquement l'influence des mouvements *actifs* et *passifs* sur l'économie humaine.

Dans la partie *thérapeutique*, nous avons montré, par de nombreux exemples, combien de ressources nouvelles l'art de guérir peut emprunter à la *kinésithérapie*, et quels sont les résultats que l'on a le droit d'en attendre.

Dans le dernier chapitre, qui comprend les applications de la méthode de Ling à l'hygiène privée, à l'hygiène publique ou à l'éducation nationale, nous avons montré toute l'extension dont cette méthode est susceptible, ainsi que les avantages qu'elle peut opposer à la tendance bien constatée d'une dégénération de l'espèce.

Espérons que désormais l'on rendra justice au promoteur de tous les efforts qui ont été faits dans ces derniers temps dans l'intérêt d'une gymnastique rationnelle.

Espérons que les suffrages et les encouragements donnés par le gouvernement suédois à la

pratique et à l'enseignement de la nouvelle
science, lui seront accordés aussi dans tous les
pays où les arts et les sciences sont en progrès,
et où les populations sont en droit d'attendre
leur amélioration et leur bien-être de la sagesse
de leurs institutions.

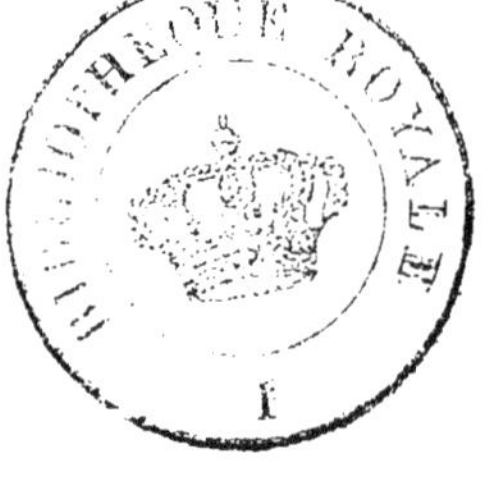

FIN.